U0270811

富马利中国见闻录

[美]富马利 著

[美]露西·皮博迪 整理

杨智文 陈安薇 黄勇 译注

岭南文库编辑委员会 广东中华民族文化促进会 合编

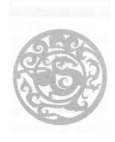

南方传媒

广东人民出版社·广州

图书在版编目（CIP）数据

富马利中国见闻录 /（美）富马利著；（美）露西·皮博迪整理；杨智文，陈安薇，黄勇译注. —广州：广东人民出版社，2023.12

（岭南文库）

ISBN 978-7-218-17149-4

Ⅰ.①富… Ⅱ.①富… ②露… ③杨… ④陈… ⑤黄… Ⅲ.①医学史—中国—现代 Ⅳ.①R–092

中国国家版本馆 CIP 数据核字（2023）第 248569 号

Fumali Zhongguo Jianwen Lu

富马利中国见闻录

[美] 富马利著；[美] 露西·皮博迪整理；杨智文、陈安薇、黄勇译注

出 版 人：肖风华

策划编辑：夏素玲
责任编辑：易建鹏
责任技编：吴彦斌　周星奎
装帧设计：亦可文化

出版发行：广东人民出版社
地　　址：广州市越秀区大沙头四马路 10 号（邮政编码：510199）
电　　话：(020) 85716809（总编室）
传　　真：(020) 83289585
网　　址：http://www.gdpph.com
印　　刷：恒美印务（广州）有限公司
开　　本：640mm×970mm　1/16
印　　张：14.5　字　数：190 千
版　　次：2023 年 12 月第 1 版
印　　次：2024 年 6 月第 2 次印刷
定　　价：98.00 元

如发现印装质量问题，影响阅读，请与出版社 (020-85716849) 联系调换。
售书热线：(020) 87716172

ISBN 978-7-218-17149-4

9 787218 171494 >

《岭南文库》前言

　　广东一隅，史称岭南。岭南文化，源远流长。采中原之精粹，纳四海之新风，融汇升华，自成宗系，在中华大文化之林独树一帜。千百年来，为华夏文明的历史长卷增添了绚丽多彩、凝重深厚的篇章。

　　进入19世纪的南粤，以其得天独厚的地理环境和人文环境，成为近代中国民族资本的摇篮和资产阶级维新思想的启蒙之地，继而成为资产阶级民主革命和第一次国内革命战争的策源地和根据地。整个新民主主义革命时期，广东人民在反对帝国主义、封建主义和官僚资本主义的残酷斗争中前仆后继，可歌可泣，用鲜血写下了无数彪炳千秋的史诗。业绩煌煌，理当镌刻青史、流芳久远。

　　新中国成立以来，广东人民在中国共产党的领导下，摧枯拉朽，奋发图强，在社会主义物质文明建设和精神文明建设中卓有建树。当中国社会跨进20世纪80年代这一全新的历史阶段，广东作为国家改革开放先行一步的试验省份，被置于中国现代化经济建设发展的前沿，沿改革、开放、探索之路突飞猛进；历十年艰辛，轰轰烈烈，创造了中国经济发展史上的空前伟绩。岭南大地，勃勃生机，繁花锦簇，硕果累累。

　　际此历史嬗变的伟大时代，中国人民尤其是广东人民，有必要进一步认识岭南、研究岭南，回顾岭南的风云变幻，探寻岭南的历史走向，从而更有利于建设岭南。我们编辑出版《岭南文库》的目的，就在于予学人以展示其研究成果之园地，并帮助广大读者系统地了解岭南的历史文化，认识其过去和现在，从而激发爱国爱乡的热情，增强民族自信心与自豪感；高瞻远瞩，继往开来。

《岭南文库》涵盖有关岭南（广东以及与广东在历史上、地理上有密切关系的一些岭南地域）的人文学科和自然学科，包括历史政治、经济发展、社会文化、自然资源和人物传记等方面。并从历代有关岭南之名著中选择若干为读者所需的典籍，编校注释，选粹重印。个别有重要参考价值的译著，亦在选辑之列。

《岭南文库》书目为350种左右，计划在五至七年内将主要门类的重点书目基本出齐，以后陆续补充，使之逐渐成为一套较为齐全的地域性百科文库，并作为一份有价值的文化积累，在祖国文化宝库中占一席之地。

岭南文库编辑委员会
一九九一年元旦

香港台湾中国见闻录

陈永正题字

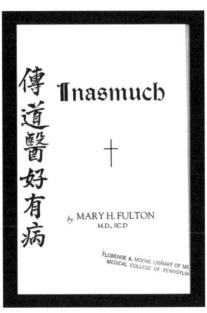

原书内封面页

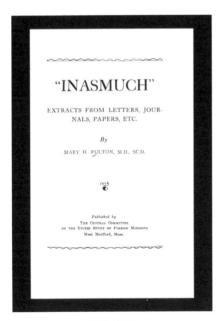

原书扉页

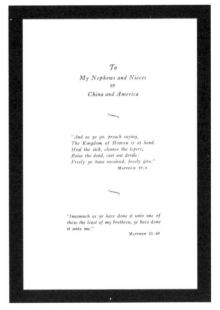

原书书名页

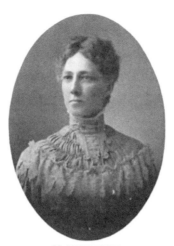

DR. MARY FULTON
Canton

富马利医生肖像图

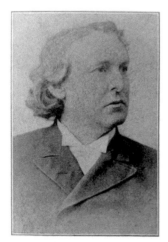

DR. DAVID GREGG

大卫·格雷格先生照片

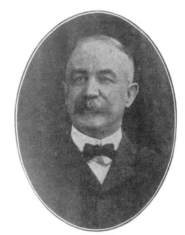

MR. E. A. K. HACKETT
Friend and Benefactor

夏葛先生照片

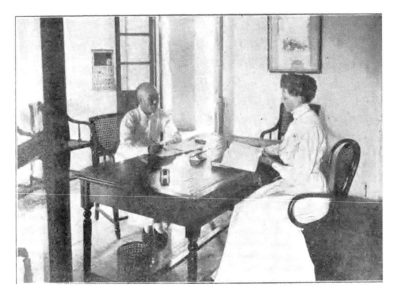

富马利医生与她的翻译助手合照

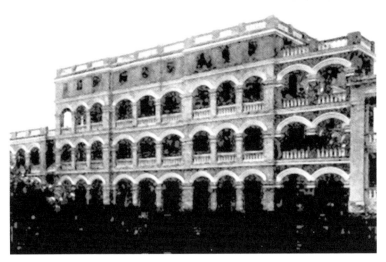

柔济妇孺医院的产科大楼

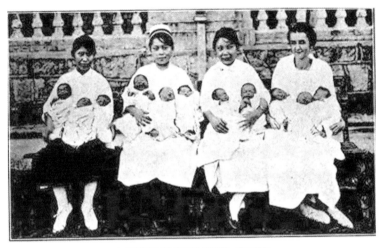

A "WEEK" IN DAVID GREGG HOSPITAL

柔济妇孺医院里的护士与婴儿

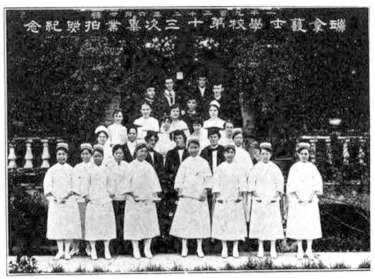

HACKETT MEDICAL FACULTY OF 1921 WITH GRADUATING CLASS OF NURSES

端拿女子护士学校 1921 年毕业生合照

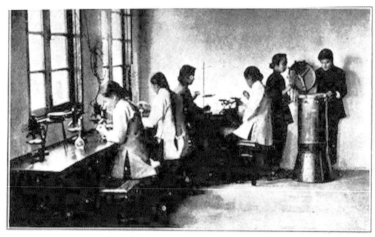

A LABORATORY IN HACKETT MEDICAL COLLEGE

夏葛女医学堂的实验室

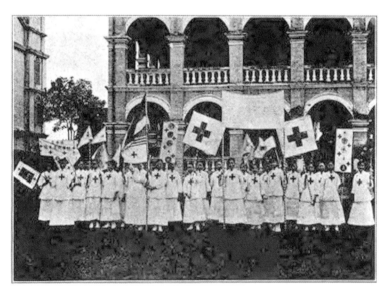

MEDICAL STUDENTS PREPARED FOR RED CROSS PARADE

端拿女子护士学校学生在红十字日的留影

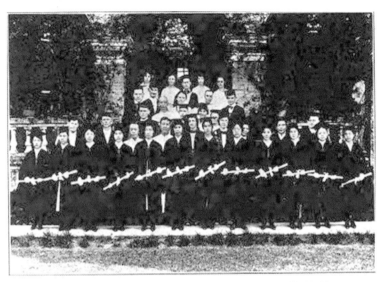

FACULTY OF HACKETT MEDICAL COLLEGE AND A GRADUATING CLASS

夏葛女医学堂毕业生的合照

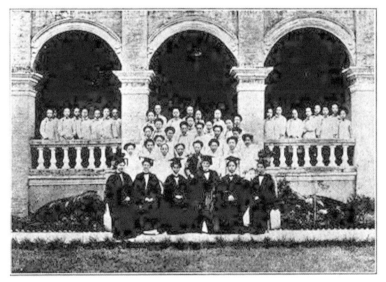

HACKETT MEDICAL COLLEGE FACULTY AND STUDENTS

夏葛女医学堂学生与员工合照

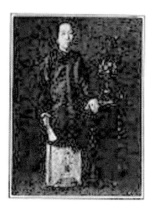

A cultured Chinese lady with bound feet

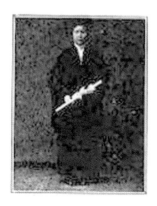

Dr. Woo Lin Kunn, a graduate of Hackett Medical College

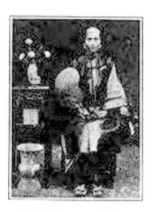

Ko Ye Ku, once laid out in grave clothes, who was rescued and became a Bible woman

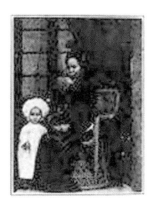

Dr. Loh and the little girl rescued as her mother was about to sell her

左上为一名受过教育的裹足的中国妇女；
右上为一名夏葛女医学堂的女毕业生；
左下为曾因病濒死而穿上寿衣的女性，在治愈后成为医院的诵经妇女；
右下为罗秀云医生和她的养女

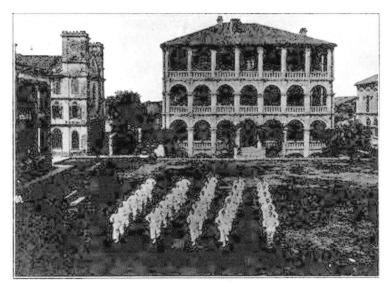

HACKETT MEDICAL STUDENTS IN CALISTHENICS

操场上夏葛女医学堂的学生

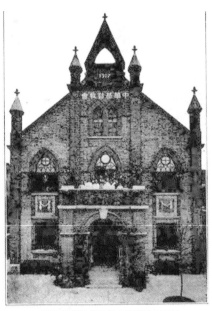

THE AUGUSTA FULTON MEMORIAL CHURCH
SHANGHAI CHINA

位于上海的富吉堂

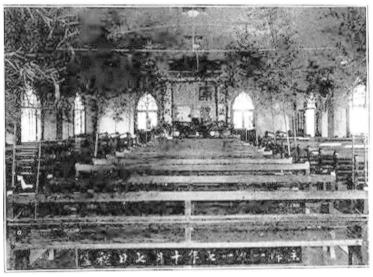

INTERIOR OF AUGUSTA FULTON MEMORIAL CHURCH

富吉堂内部

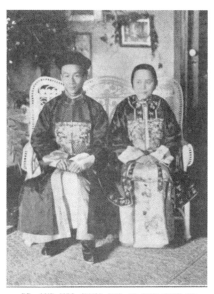

DR. AND MRS. FONG SEC AT THE TIME OF
THEIR MARRIAGE

邝富灼博士和妻子(林怜恩)的新婚照片

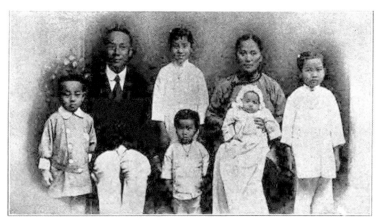

DR. FONG SEC AND FAMILY — MRS. FONG SEC A GRADUATE OF
HACKETT MEDICAL COLLEGE

邝富灼博士一家的合照

目　　录

译者序

　　本书的正文部分是对 *Inasmuch：Extracts From Letters，Journals，Papers，Etc* 一书的翻译，书名直译为《既然——摘录自私人信件、杂志和报纸等》。译者结合书中内容，将之译为《富马利中国见闻录》。书的作者 Mary H.Fulton，中文译名富马利。1854 年出生于美国俄亥俄州阿什兰。根据原书摘录的来自《阿什兰公报》的报道，她的父亲富尔顿将军是"阿什兰最伟大的法学家和俄亥俄州北部最著名的法律代理人"，母亲富尔顿太太曾是阿什兰"最著名和最具影响力的人物"，兄长富尔敦为美国长老会牧师，1880 年就来到中国传教。而富马利本人曾就读于威斯康星州阿普尔顿的劳伦斯大学，1874 年毕业于密歇根州希尔斯代尔学院，1877 年获硕士学位，随后任教于印第安纳波利斯的学校，1880 年进入宾夕法尼亚女子医学院学习，获得医学博士学位。富马利于 1884 年受美国长老会派遣，以医学传教士的身份前来中国。自此之后，除了中途曾经两度回国休假外，一直留在中国，至 1917 年方退休离开。在中国逗留的三十多年间，富马利主要从事了行医、传教、翻译外国医学著作等工作。她对中国近代医疗影响深远，不仅把为数可观的中国女性培养成为专业医护人员，为大量中国妇女儿童提供了医疗服务，还一手创办了柔济妇孺医院、夏葛女医学堂与端拿女子护士学校。其中夏葛女医学堂是中国近代史上第一家女子医学校。富马利 1915 年因身体原因辞去在三所医学机构的职务，前往上海休养。在上海期间发起募捐，为广东旅沪基督徒修建教堂。1917 年返回美国，至 1927 年去世。富马利晚年在美国遭遇事故，导致不能行走。其间在海外传教会联合研究中心委员会（Central Committee on the United Study of Foreign Missions）协助下，整理了 Inasmuch 一书。

要了解富马利创办三所医学机构的意义，我们必须先了解中国女医群体的发展历程。近代以前的中国，由于性别之间的隔离，男性医者要涉及女性医疗难度很大。北宋寇宗奭在《本草衍义》中提及："治妇人虽有别科，然亦有不能尽圣人之法者。今豪足之家，居奥室之中，处帷幔之内，复以帛蒙手臂，既不能行望色之神，又不能殚切脉之巧，四者有二阙焉。黄帝有言曰：凡治病，察其形气色泽，形气相得，谓之可治；色泽以浮，谓之易已；形气相失，谓之难治；色夭不泽，谓之难已。又曰：诊病之道，观人勇怯，骨肉皮肤，能知其情，以为诊法。若患人脉病不相应，既不得见其形，医人止据脉供药，其可得乎？如此言之，乌能尽其术也。"① 按照寇宗奭的说法，男性医者难以为女性患者提供治疗，主要是因为无法充分运用望闻问切四诊之法。南宋陈自明在《妇人良方》序言中也提及："世之医者，于妇人一科，有《专治妇人方》、有《产宝方》。治以'专'言，何专攻也；方以'宝'言，爱重之也。盖医之术难，医妇尤难，医产中数体则又险而难。"② 明代张介宾在《景岳全书》中也提及女性

---

① 寇宗奭：《本草衍义》卷三，商务印书馆，1937 年，第 17 页。
② 陈自明撰，余瀛鳌、王咪咪等点校：《妇人大全良方》，人民卫生出版社，1992 年，序第 1 页。

疾病之难治：“谚云：宁治十男子，莫治一妇人。此谓妇人之病不易治也。何也？不知妇人之病本与男子同，而妇人之情，则与男子异。盖以妇人幽居多郁，常无所伸，阴性偏拗，每不可解，加之慈恋爱憎，嫉妒忧恚，罔知义命，每多怨尤，或有怀不能畅遂，或有病不可告人，或信师巫，或畏药饵，故染着坚牢，根深蒂固，而治之有不易耳，此其情之使然也。”①通过这些论述可知，近代以前的男性医者对女性病患充满偏见，将为女性提供医疗视为难事。

男性医者在女性疾病治疗方面的无能为力，为女性医者的介入提供了空间。有学者认为，明代以前的女医以道教医者的形象出现，“似乎也享有社会地位与游走活动的充分空间”。②南宋时期袁采在《袁氏世范》中告诫道，“妇人以买卖、针灸为名者，皆不可令入人家”③。由此可知，当时女性医疗者从事的领域包括针灸。这些女性医疗者的出现对于女性患者而言自具有正面积极的影响，然而在男性士大夫眼中，她们却成了需要防范的对象。元代以后，女性医者被纳入“三姑六婆”的范畴，陶宗仪在《南村辍耕录》中就提及：“三姑者，尼姑、道姑、卦姑也。六婆者，牙婆、媒婆、师婆、虔婆、药婆、稳婆也。盖与三刑六害同也。人家有一于此而不致奸盗者，几希矣。若能谨而远之，如避蛇蝎，庶乎

① 张介宾著，孙玉信、朱平生点校：《景岳全书》卷三十八，第二军医大学出版社，2006年，第779页。
② 梁其姿：《面对疾病：传统中国社会的医疗观念与组织》，中国人民大学出版社，2012年，第204页。
③ 袁采：《袁氏世范》卷三《外人不宜入宅舍》，上海人民出版社，2017年，第127页。

净宅之法。"① "六婆"中的药婆、稳婆正是当时的女性医疗从业者。只是在陶宗仪等士人眼中，这些女性医者是需要"谨而远之""如避蛇蝎"的。

至明清时期，有关女医的记录明显增加，显示女医已经成为一个不容忽视的社会群体。有研究指出，明清时期新安地区（包括今安徽黄山、江西婺源等）已经形成了女医群体，她们类型多样，医术来源多元，在明清徽州社会医疗中有着广阔的生存空间，与男性医家一起构建了徽州民间医疗的大环境。② 一些儒学世家也会有意识地培养家族中的女子学习医术，其中最具代表性的当数明代无锡的谈允贤。根据她在《女医杂言》一书中的自序，谈氏一家"世以儒名于锡"，曾祖父"赠文林郎、南京湖广监察御史"，祖父"封奉政大夫、南京刑部郎中"，"兼以医鸣"，父亲为"莱州郡守，进阶亚中大夫"。谈允贤本人年幼之时，即已在祖母的教导下阅读《难经》《脉诀》等医书，至出嫁后，子女如果患病，"不以他医用药"，而是在祖母指导下亲自用药。祖母离世前将"素所经验方书并治药之具"尽数传授给谈允贤，使谈允贤医术精进，终成名垂青史的女医。③

尽管女医的影响力不容忽视，但在掌握书写权力的士人群体眼中，女医依然是一个被诟病的社会群体。在士人眼中，女医被诟病主要因为两个原因：一是专业医疗知识的匮乏。

---

① 陶宗仪著，武克忠、尹贵友校点：《南村辍耕录》卷十，齐鲁书社，2007年，第137页。

② 万四妹：《明清新安医者群体研究》，中国科学技术大学出版社，2019年，第72页。

③ 谈允贤的序言收录于胡文楷《历代妇女著作考》，商务印书馆，1957年，第162—163页。

万四妹在考察明清新安女医的情况时就指出："新安女医活跃在民间，凭借性别优势进入闺阁，为一般女性患者提供日常医疗服务。她们在民间行医的事迹，往往不见于正史，而是在一些新安男性医家医案中被作为误治的反面例子记载下来。……这些记载，一方面反映出新安民间确实存在着一个女医群体；另一方面又反映出，这些女医由于没有受过良好的医学教育，医疗水平不高，使用的皆是'草头方'。"①梁其姿分析指出，像谈允贤这种"有素养的、遵循正统医道的女医，则产生在理学发展的晚期，主要在士族中。然而，这些少数女儒医的影响力却受限于家族之内"。②二是"三姑六婆"始终是女医群体没法摆脱的标签。明清以后，人们对"三姑六婆"的形象形成了刻板的认识，其中包括"唯利是图"、"败坏封建道德"、"不守本分"、"软弱怕事"等。③冯梦龙在《醒世恒言》中讲述了一个"闹樊楼多情周胜仙"的故事。在这个故事中，身为富商女儿的周胜仙之能与在樊楼卖酒的范二郎私订终身，主要因为王婆的撮合。而书中的王婆正是一个典型的"三姑六婆"形象："他唤作王百会，与人收生，作针线，作媒人，又会与人看脉，知人病轻重。邻里家有些些事都浼他。"④

　　直到近代以后，中国女医的社会地位才开始上升。梁其姿形容这种变化称："到了帝国末期至近代，此种正统女医楷模的普及化终于迅速地实现了。"⑤女医地位上升的契机之一，是

---

① 《明清新安医者群体研究》，第68—69页。

② 《面对疾病：传统中国社会的医疗观念与组织》，第213页。

③ 许璟梓：《明代〈三言〉小说中的"三姑六婆"形象探究》，《淮南师范学院学报》2010年第6期，第25—28页。

④ 冯梦龙：《醒世恒言》，人民文学出版社，2020年，第245页。

⑤ 《面对疾病：传统中国社会的医疗观念与组织》，第213页。

西医东渐背景下外国女医在中国的活动。外国女医往往接受过正规的近代医疗教育，拥有较为专业的医疗技术，且因其性别优势，比男性西医医生更能满足特殊群体的医疗需求。1884年创刊于广州的《述报》在报道中提及："近闻通州北后街美国传教馆设立多年，时有医者，由外洋来此施医，并不著名，就医者甚属寥寥。兹有厚大夫系女医，侨寓通州二年有余，施医赠药，无不立效。城乡就医者颇多，尚有数十里外来者，足见其名播四海，恩及群黎也。"①即便是达官贵人也需要求助于外国女医，比如李鸿章在1879年与1882年两度邀请美以美会派驻中国的女医生赫慧德（Leonora Howard）为自己的母亲、妻子治病。②

外国女医的到来，让中国社会得以重新审视女医存在的必要性。1861年英国字林洋行创办的《上海新报》报道称："夫世人生病，内外分科，男女有别。譬如女人生内症外症于下体，男医颇难看视。病女碍于羞耻，即上体亦多未便。再之外国生产皆归男医，接生虽经此例，似不成规矩。近来外国女医生专能治医各种内外症候，亦照男医例考校，得国家取其等第凭据，将来各分男归男医，女归女医，岂不至善也。而中国聪明能干妇女，或本是医家，或至戚行道，皆可学习医理，亦可悬壶专治女科，诸多便当。而中国收生，例有稳婆，小孩抹惊、推拿等症，亦见多有妇女为。兹外国还设女医，中国便可效尤也。但凡事择善而行，凡有所长，均可效法，断不可一偏之见，自恃己能为至矣。"③这篇报道明显已

① 《女医驰名》，《述报》1884年近闻卷一，第57页。
② 颜宜葳：《美国女子医学教育与晚清中国最早的女西医》，张大庆、苏静静主编：《全球视野下的医学文化史》，中国协和医科大学出版社，2019年，第130页。
③ 《上海新报》1869年8月19日第2版。

经抛弃了传统士人对女医的歧视与偏见，提倡中国当大力培养女医。另一份在上海地区发行的《万国公报》于1877年刊登了《西女习医》一文，介绍了瑞士培养女医生的情况："瑞士国，欧洲法、德、意三国中间之国也，境内有城名曰祖理戈城，中有大书院，素为男子励学之所。迩时亦准女子入院习夫医学，均非由招生而至，尽属诚慕自来，其女子率多俄人，于耶稣后一千八百六十四年时，有俄国女子投首请学医于院中，院众允其请，容留之，此祖理戈城书院有女子习医之初。"①

　　近代以来男女平等思想在中国的传播，也构成了中国女医地位上升的一个重要背景。清末著名女革命家秋瑾在小说《精卫石》中，就借书中人物之口宣扬这样的主张："大家都入学堂的，教育无非彼此间求得学艺堪自立，女儿执业亦同焉。有许多女子经商或教习，电局司机亦玉颜。铁道售票皆女子，报馆医院更多焉。银行及各样商家店，开设经营女尽专。哲学理化师范等，普通教习尽婵娟。人人独立精神足，不用依人作靠山。"②在秋瑾看来，男女平等的前提首先是男女拥有平等的就业权利，而医生也是秋瑾认为的女性可以从事的职业。1916年，胡学愚在《东方杂志》上刊登《女医之今昔观》一文，其中提及："识者多谓今日妇女业医之发达，实近世女权扩张之结果，熟于掌故者则不谓然。盖就实际言之，世界人种开化之先，无不以妇女司医药之任。其后男子权力发达，疗病之职始移诸男子之手中。十五世纪之初，欧

① 《万国公报》1877年第435期，第491页。祖理戈城，即苏黎世。

② 秋瑾著，郭长海、郭君兮辑注：《秋瑾全集笺注》，吉林文史出版社，2003年，第513页。

洲诸国之男医生曾缔结同盟，排斥女子之业医。降至十九世纪，女医势力乃复膨涨，渐复古代之状况云。"①按照胡的说法，女医之兴衰实与男子、女子权力消长有莫大关联。《光华医药杂志》在 1934 年也刊文谈及女性习医对于促进女子自立与社会改良所具有的作用："医学为科学之一，无论任何方面观之，皆切要不可缓之一学科也。而况吾国，而况吾国之女子？吾国而不欲自立则已，欲自立也，必由女学始。吾以女子不学自立则已，欲求学以自立也，必由医学始。吾尤敢断言：女学不发达，则愚昧无救！女医不发达，则沉疴难挽！既愚且病，则又将何所籍以改良社会之用耶？故欲改良社会，必女子人人有普通医学之知识。"②

　　富马利初抵中国之时，中国人已经在西医东渐的影响下，逐渐认可了女医存在的必要性。富马利已经感知到中国妇女对于女医的需求。她在原书中提及："对于中国女性而言，女医生是无可替代的，因为她们拒绝男医生的治疗。"然而，就她所见，当时广东称得上及格的女医可谓寥寥无几，除了同为美国医学传教士的赖马西之外，富马利接触到的女医就只有曾经跟随嘉约翰学医的中国助手梅阿贵。随着她在中国逗留时间的延长，她对清末中国女性的痛苦遭遇有着更为清晰的认知。由于迷信，病人家属往往无法配合富马利的治疗，导致病人难以痊愈。有一次富马利在对一名女病人进行施治时，要求病人家属提供帮助，但病人家属认为提供帮助会给其他家人带来不幸而予以拒绝。又有一次，富马利正在为一

---

① 胡学愚：《女医之今昔观》，《东方杂志》1916 年第 12 号，第 35 页。

② 楼载沂：《提倡女医事业之重要》，《光华医药杂志》1934 年第 6 期，第 12 页。

名年轻母亲进行治疗，其家人却跑进来把一口锅猛砸到地上，说是这样做有利于驱逐邪灵。另外，富马利还多次遭遇这样的情况：女性患上了大家认为的绝症，家人们提前给她穿好寿衣，将她安置在空荡荡的房子里，任由她自生自灭而拒绝施救。

更为可怕的是，当时中国女性的命运往往受其父亲、丈夫或婆家的左右而无法自主。富马利的见闻为我们了解当时中国女性的实际处境提供了大量材料。根据书中记录，富马利曾经前往一个家庭提供诊疗服务，这个家庭的母亲非常自豪地向富马利介绍她的 13 名儿媳。富马利开始时还以为这名母亲生了 13 个儿子，后来才知道，原来这名母亲只生了 3 个儿子，而其中 1 个儿子就拥有了 7 名妻妾。了解到这些情况后，富马利感叹道："每个男人的妻妾都成了婆婆的奴隶。"早期担任富马利医疗助手的梅阿贵，8 岁时就被父亲卖掉用以抵偿赌债，后来又数度被卖，嫁的丈夫也是买家中的一员。丈夫死后梅阿贵跟随嘉约翰医生，最终成为一名妇科医生。但即便如此，她依然未能摆脱亡夫家人的束缚，亡夫的叔叔还想把梅阿贵卖掉换钱，她最后还是依靠嘉约翰、富马利等人的帮忙才得以脱身。又如富马利的学生罗秀云，在 14 岁时被家人以 125 美元的价格卖给一名男子为妻。这名男子在婚后前往纽约，而罗秀云则留在广州，进入富马利开设的医学堂学医，最终成为一名医生。但就在罗秀云事业有成之时，她的丈夫回来了，要罗秀云放弃一切跟随他前往美国。罗秀云不肯，她的丈夫就想强行把人带走。最后是在富马利的协调下，罗秀云承诺归还丈夫给她家人的钱财，而她的丈夫则给了她一纸休书。

目睹了清末民初众多女性的悲惨遭遇后，富马利认为，女性地位之所以不如男性，是因为她们无法独立赚钱。如果她能够将更多的中国女性培养成医生或护士，那这些女性就能独立赚钱，摆脱对男性的依附。富马利的记载为我们揭示了富马利创办三所医学机构前的心路历程。她算了一笔账：一个普通的秀才，每个月通过教书能获得相当于 8 美元的收入；而一名护士每个月最少能有相当于 15 美元的收入。基于这一想法，富马利决定在广州创办妇孺医院和女医学堂。根据香港《华字日报》的报道，我们知道最迟在 1897 年，富马利即已萌生了为中国女子创办一所医院的想法。报道称："百余年间，西医航海东来，以其海外奇方匡中医所不逮，存活救济之功颇为不小，前时之种洋痘，近时之接牛割症，皆著奇效者也。省城虽有医院，尚无专设女医院以便妇人，本馆经著为论说矣。兹闻美国富氏女医生久寓羊城，济人念切，龙宫探秘，三折其肱。现拟在省创建妇科医院一所，兼理儿科。盖西国无论男女，习内外科皆须由医院学成，考试数次，其术确可医人，方给以文凭，行世治病。非若华医之用指忖测，药性未谙，遽出而悬牌市上也。该富女医名动中西，术经屡验，前出使美国容纯甫副使解囊相助，并广劝签题督宪谭宫保、抚宪许中丞、将军保留守及司道各大宪，均乐为捐奖。诚以富氏善举，可嘉其医道，亦极精确。将来此院落成，儿、妇两科，必多人学习，慧心仁术，海外春回于吾粤，妇孺大有裨益。又闻该院择地拟濒临海滨，以便舟楫来往。经之营之，想不日成之矣。"①根据这篇报道，富马利在 1897 年时就已经选好了"濒临海滨"之地，作为日后建设医院与学校的地方。富马利在信中提及建医院前这块"濒临海滨"之地的状况："我们找到了一片开阔的土地，有 200 头猪正躺在泥泞里，北边的河流上架设了一些矮小的棚屋。每天晚

---

① 《女医设院》，《华字日报》1897 年 5 月 6 日。

上棚屋里的猪被驱赶出来，养猪的人全家睡在猪圈的上层。西边有一个染坊，染坊后面是一个兵营，每天早晚传来大炮轰鸣的声音，东南角则堆满了周边汇集而来的垃圾，传来难闻的恶臭。"在当时，恐怕就连富马利本人也不会想到，这一片充斥着泥泞和恶臭的猪场，后来会被改造成环境优美的"拉法埃脱大院"，而柔济妇孺医院、夏葛女医学堂及端拿女子护士学校等三所医学机构皆在此大院之内。

《富马利中国见闻录》一书的翻译能帮助中国的读者从更为多元化的视角去看待富马利创办三所医学机构的历史意义。如今我们评价这三所医学机构创办的价值，都着眼于医学的层面。①《富马利中国见闻录》一书则引领我们去思考三所机构创办的社会意义。对于当时很多中国女性而言，这三所医学机构的出现改变了她们本来悲惨的命运。比如说罗秀云正是因为在夏葛女医学堂学医有成，最终得以摆脱不幸的婚姻，在这个曾经歧视女医的国度获得"女医神技"的美誉。②又如原书提及，罗秀云曾经收养一名被遗弃的女童。这名女童遭遇遗弃完全是因为父母无力供养，又找不到买家把她卖掉。幸亏这名女童最后被带到了柔济妇孺医院，才避免了悲剧的发生。书中还提及富马利的前保姆在夏葛女医学堂学医有成，成为一名出色的医生，才避免了她妹妹因食物缺乏而被卖掉的命运。可以说，富马利创办的三所机构不但挽救了

---

① 详见广州医科大学附属第三医院编：《发现·柔济》，广东人民出版社，2016 年，第 2—20 页。

② 《时事画报》1907 年第 14 期曾载广州知名画家郑侣泉所绘《女医神技》图，记述罗秀云在柔济妇孺医院收治一"遍体浮肿，腹大如数石瓠，奄奄就毙"的妇人，为其行剖腹手术，取出重约 60 斤的肿瘤一事。详见沈英森主编：《岭南中医》，广东人民出版社，2000 年，第 104 页。

大量女性的生命，更让不少女性获得掌握自己命运的主动权。

富马利创办的三所机构历经演变，在中国近代医疗史上留下了浓墨重彩的一笔。其中夏葛女医学堂的前身是富马利在1899年创办的广东女医学堂。至1902年，为了纪念夏葛先生对学校发展所起的重要作用，更名为夏葛女医学堂。后来学校经历过多次改名，至1936年并归岭南大学。虽然仅仅存在了30多年，但培养了大批掌握先进医疗知识与技术的中国女医生。根据相关统计，直至1933年12月，全国列入统计的医学院校有28所，其中只有夏葛医学院与上海女子医学院招收女生；1932年全国医学毕业生3655名，女生有619名，其中就有214名是在夏葛医学院毕业的。①由此可知夏葛女医学堂在中国女医的培养方面发挥了何等作用。

从夏葛女医学堂毕业的女医生不但为近代中国女性医疗事业做出重大贡献，也积极参与当时的各项社会活动。如1905年的毕业生梁焕真，在1907年加入同盟会，与徐宗汉、高剑父、胡毅生、朱述堂、朱执信等人组织广东革命办事处，以梁焕真的医务所作为秘密基地，暗地里宣传革命思想，发动了很多医学生入会。②1916年的毕业生伍智梅，为同盟会元老伍汉持之女，是中国妇女解放运动的先锋，1919年在广州参与组织广东女界联合会并当选为第一届理事，后与何香凝等人发起创办贫民生产医院，还参与了广州市立中山图书馆（今广东省立中山图书馆）的创办。③2017年5月27日至10月12日，上海宋庆龄故居纪念馆举办了"女界先锋——

---

① 陶善敏：《中国女子医学教育》，《中华医学杂志》1933年第6期，第849—864页。

② 《发现·柔济》，广东人民出版社，2016年，第44页。

③ 《发现·柔济》，广东人民出版社，2016年，第54页。

伍智梅生平史料展",展现了伍智梅为中国妇女解放事业所做出的卓越贡献。[①]如夏葛女医学堂第四届毕业生姚秀贞,为近代著名铁路工程师詹天佑表妹,于1908年在北京开设了"秀贞女医院",是我国第一代私立女子医院之一。[②]

夏葛女医学堂在清末民国时期的影响力,曾引起孙中山先生的关注。《富马利中国见闻录》收录了宋蔼龄女士在1912年5月7日给富马利写的信(此信原件藏于广东省档案馆),里面提及孙中山先生要在5月15日前来参加夏葛女医学堂的毕业典礼。省档案馆里还藏有孙中山视察学校时留下的与夏葛女医学堂教师、学生的留影。

至于柔济妇孺医院,根据相关记录,富马利创办广东女医学堂时,还附设了教学实习医院,1902年医院建筑落成,更名"柔济妇孺医院"。至1930年由美国长老会移交中国政府,从此开始了华人自办的新阶段。1954年由广州市人民政府接管,改名广州市第二人民医院。2006年转为广州医学院附属第三医院,2013年6月因广州医学院更名为广州医科大学而再度更名为广州医科大学附属第三医院。从1902年至今,历经百余年,该院为广州地区的公共卫生事业作出了卓越贡献。

端拿女子护士学校则是富马利在柔济妇孺医院开业后为解决护士来源问题而开设的,至1951年改名为广州私立柔济医院附属护士学校,1953年更名为广州市第二护士学校,1958年改名为广州市第二人民医院护士学校,1975年改名为

---

① 《上海文化年鉴》编辑部:《上海文化年鉴2017》,2017年,第230页。

② 《发现·柔济》,广东人民出版社,2016年,第60页。

广州市第二卫生中等专业学校并脱离医院独立建制，至 1980 年更名为广州市护士学校。[①]1998 年 5 月，经广州市人民政府批准，广州市护士学校与创办于 1935 年的原广州市卫生学校合并为广州卫生学校。[②]2005 年 3 月，广州医学院在整合原有广州医学院护理系、广州卫生学校、广州医学院附属护士学校资源的基础上，成立了广州医学院护理学院。[③]

《富马利中国见闻录》里提及富马利在三所医疗机构创办后的欣喜之情："我们的'猪村'终于开花结果了。"如今这"果实"虽然历经百年，但依然散发着迷人的芳香。

杨智文

2023 年 4 月 30 日

---

① 《发现·柔济》，广东人民出版社，2016 年，第 20 页。

② 广东教育杂志社编：《广东名校大典》，广东经济出版社，2005 年，第 132 页。

③ 广州医学院校史编写组编：《广州医学院校史》，广东人民出版社，2008 年，第 273 页。

凡　例

一，《富马利中国见闻录》是富马利退休回国之后，在海外传教会联合研究中心委员会的协助下，摘取各种文本汇集而成。该书文本来源复杂，有的来自报纸报道，有的来自书信（有的是富马利写给亲友的书信，有的是他人写给富马利的书信），有的来自演讲稿。为了提升读者的阅读体验，凡是可以确认并非由富马利本人撰写之文本，皆用五号楷体标示。

二，《富马利中国见闻录》一书将大量体例不同的文本在未经加工的情况下拼接在一起，叙事并未严格按照时间的先后顺序。行文中涉及的大量中文地名、人名等专有名词，多用威妥玛拼音标示。为了降低读者理解书中内容的难度，译者搜集相关中外文献对书中提及的事件、人物、地名进行考证。相关考证成果与译者对正文的注释以脚注呈现。原文中提及的地名、人名、机构名等以括注形式呈现。

三，附录一收录的文本，题为 *Twenty-five Years of Medical Work in China*，笔者译作"富马利在中国行医的二十五年"。该文本是隶属于美国长老会的海外女传教士协会（The Woman's Foreign Missionary Society of the Presbyterian Church）摘取富马利私人信件而形成的，将富马利1884—1909 年的主要事迹用系年的方式罗列。这些事迹大多见于

《富马利中国见闻录》的记录，因此能为我们阅读《富马利中国见闻录》一书提供较为清晰的时间坐标。

四，附录二"富马利散见文献辑存"中所收录的，皆是译者从不同的期刊中搜索到的与富马利相关的文献。这些文献有的是富马利与友人之间来往的书信，经过富马利同意而得以发表；有的是富马利亲自撰写的文章；有的是同时代的人对富马利或其创办的医学机构情况的介绍。有关这些文献的出处，译者以脚注的方式予以说明。

五，富马利所著原书出版时，正文中穿插的图片，译者集中到正文前展示。附录三"与原著相互印证的图片"中所收录的，则是译者搜集的晚清民国时期的历史图片。这些历史图片有的是《富马利中国见闻录》正文中提及的历史人物的照片，有的是富马利曾经到访区域的历史地图或历史旧照，有的是同时代报刊对《富马利中国见闻录》提及的人、事的报道的截图。这些图片能帮助读者更好地理解《富马利中国见闻录》原文中提及的各种场景。相关历史图片的出处或来源，译者以脚注的方式予以说明。

六，附录四"富马利中国行迹系年摘要"按照时间顺序来展现富马利自 1884 年至 1917 年间在中国的主要事迹。

七，附录五"夏葛女医学堂校友录"，出自 1934 年出版的《夏葛校友声》第 13 期，罗列 1903—1934 年夏葛女医学堂毕业生名录及当时的通信地址。

八，附录六"柔济妇孺医院、夏葛女医学堂散见文献汇编"也按照年的顺序，罗列清末民国时期各种报道、杂志中有关柔济妇孺医院、夏葛女医学堂的文献。

前　言

　　当我们在帕萨迪纳①度过冬天时，我们了解到一位优秀传教士也住在这座城市，这位医学传教士的名字叫富马利（Dr. Mary Fulton）②。我曾经在广州的医学堂里看到她的著作。因此我们怀着崇敬的心情来到她的家里，她和她的兄长富尔敦牧师（Dr. Albert Fulton）③还有嫂嫂住在一起。

　　富马利医生曾经遭遇过一场严重的意外，导致她不良于行，日常行动离不开床和凳子。但即便如此，和我们相见时，她全身上下依然散发出一种典雅的活力和吸引力，我们一起度过了一个愉快的下午。

　　我了解到，纵然面对如此多的困难，但为了自己的侄子和侄女，她仍然以坚忍不拔的毅力，把自己在中国的故事写下来。尽管她不打算公开出版，但她允许我阅读她的手稿，

---

　　①　帕萨迪纳，位于美国加利福尼亚州。

　　②　富马利的哥哥富尔敦于 1922 年退休回国后，居住在帕萨迪纳路易斯大街 2251 号。富马利因事故不良于行，应该也跟兄嫂同住于此。

　　③　富尔敦，富马利的哥哥，神学博士。由美国长老会派遣来广州担任哥利舒教堂的牧师。他积极支持富马利办学和筹建医院，在他的努力下，夏葛女医学堂、柔济医院、端拿护士学校相继建成并不断发展。详见沈彦燊：《柔济医院忆昔》，《广州文史资料　第 45 辑》，广东人民出版社，1993 年，第 144—158 页。

这也得到了海外传教会联合研究中心委员会的允许。她是我们第一批在中国行医的女医生中的一员，①如果不把她在中国的传奇行医经历记录下来，将是多么让人遗憾的事啊。

富马利医生为我们的工作奠定了坚实的基础。按照她的计划，在她的工作结束后，她留下的机构将会由她一手训练出来的女医生继续运营。通过与隶属于长老会的女性外国传教士协会的合作，她为中国建立了第一所专治妇孺疾病的医院，资金由她的朋友们，如查尔斯·端拿夫人（Mrs. Charles Turner）、②大卫·格雷格（David Gregg）③、爱德华·夏葛（E. A.K.Hackett）④等提供。富马利医生目前仍然和参与医学院

① 1873 年 9 月，美以美会女布道会将 24 岁的寇慕贞（Lucinda L. Coombs）派遣到该会在北京的传教站。寇慕贞毕业于美国宾州女子医学院，是新教教会派遣来华的第一位具备正式医师资格的女医生，来华时间早于富马利。详见颜宜葳：《美国女子医学教育与晚清中国最早的女西医》，《全球视野下的医学文化史》，中国协和医科大学出版社，2019 年，第 123 页。

② 查尔斯·端拿夫人，美国人。1904 年富马利开办学校，端拿夫人捐款购地建楼，学校因此被命名为端拿女子护理学院（The Julia M. Turner Training School for Nurses）。详见陈小卡编著：《西方医学经粤传华史》，中山大学出版社，2018 年，第 131 页。

③ 大卫·格雷格，美国纽约布鲁克林教堂牧师，柔济妇孺医院的英文名 David Gregg Hospital for women and children，即以其名字来命名。详见《西方医学经粤传华史》，中山大学出版社，2018 年，第 131 页；《发现·柔济》，广东人民出版社，2016 年，第 34 页。

④ 爱德华·夏葛（1851—1916），美国印第安纳州人，印第安纳州报业巨头。1880—1916 年间为《韦恩堡哨兵》的所有者和出版商。在他的经营下，《韦恩堡哨兵》成为美国最具影响力的日报之一。富马利筹建女医学堂时，夏葛捐建了一栋三层大楼作为校舍，故广东女医学堂后更名为夏葛女医学堂（E.A.K. Hackett Medical College for women）。

运营的合作者们保持联系。她的学生也遍布中国，正在从事着非凡的工作。

除了撰写著作和培养医生，富马利医生还翻译了一些有价值的医学著作，其中包括埃米特·霍尔特医生① 撰写的《儿童的调摄及养育》（*The Feeding and Care of Infants*）②，以及一本关于外科手术的书。

经过四十年的艰苦工作，她把自己的人生都奉献给了这一公益事业，现在她祈求这一事业能够后继有人。毫无疑问，一些富裕的人拨出小部分经费，就能让夏葛女医学堂持续发展，并让富马利医生开创的事业一直持续下去。从那些接受过富马利医生教育的中国医生身上，其他的中国人也能够追随富马利为之奉献的事业。

这是一个激动人心的故事。通过这个故事，我们能体会到是一种怎样的乐观精神，让这位勇敢的女士在经历各种打击后还能坚持下来。能让近年来研究中国的女士们重温这些

---

① 霍尔特博士全名路德·埃米特·霍尔特（Luther Emmett Holt，1855—1924），生于纽约附近的罗彻斯特。1880 年获得医学博士学位，后成为美国儿科学的创始人和作家。两次当选为美国儿科学会主席。1901 年后长期在哥伦比亚大学执教。晚年曾应邀到中国工作，1924 年在北京协和医学院讲学期间因心脏病突发逝世。详见华生著，杨汉麟译：《行为主义的儿童教育》，人民教育出版社，2017 年，第 1 页。

② 《儿童的调摄及养育》是霍尔特博士最著名的作品，从生理学及医学的角度讨论儿童的保健、养育。1894 年初版，因极受欢迎，一版再版。一直到 2001 年，美国还有出版社再版此书。在《儿童的调摄及养育》出版后两年，霍尔特博士出版了《婴儿期和儿童期的疾病》，此书同样颇受欢迎，成为小儿科权威文本。到 1940 年共发行 11 版。20世纪 50 年代后由霍尔特博士的儿子修订再版。详见《行为主义的儿童教育》，人民教育出版社，2017 年，第 1 页。

有趣的篇章，我们感到非常高兴。将这本书中的故事，与贾腓力夫人（Mrs. Frank D. Gamewell）[①]书中有关中国的描述结合在一起，能让我们对中国有更清晰的了解。

海外传教会联合研究中心委员会

主席：露西·W.皮博迪（Lucy W. Peabody）

[①] 贾腓力夫人，美以美会在华教育总干事贾腓力（1857—1950）的妻子。陈远在《燕京大学成立之前的校名风波以及教会在华的教育布局》中提及："1911 年夏，前一年接替谢卫楼担任华北协和大学校长的高厚德拜访了他在北京围困时认识的贾腓力，贾腓力是当时负责美以美会在华全部教育工作的监督。两人讨论了汇文大学和协和大学各自的发展计划。"见裴宜理、陈红民主编：《异同之间：中国近代教会大学个案研究》，浙江人民出版社，2019 年，第 197 页。在 1915 年第二届全国基督教教育会董事会上，贾腓力被推举为新成立的"中华基督教教育协会"总干事。详见赵国权主编：《中国教育史》，河南大学出版社，2015 年，第 401 页。

第一章　前往东方：从阿什兰到广州

亲爱的母亲：

　　你应该收到我那让人不太满意的明信片了吧，我们的表姐妹珍妮将会告诉你我们在印第安纳州的见闻。前来车站接我们的 W 女士给我带来了一篮水果和一束精致的玫瑰花。在堪萨斯城，我和兄弟哈蒙告别后遇到了尤金妮娅，一起愉快地度过了很多个小时，驾车到处游玩并一起回忆大学的时光。尤金妮娅的兄长在欧洲待了四年，最近刚刚回来接受普林斯顿大学数学系教授的职务。

堪萨斯州托皮卡①

1884年9月3日

　　星期六下午三点，我乘坐的轮船缓缓驶离码头，朋友们站在码头向我挥手告别，来自米尔斯神学院（Mills Seminary）的 G 女士给我送来四篮美味的葡萄，有几串葡萄甚至有一英尺长，除了葡萄，袋子里面还有一些柠檬和酸橙。在随后两天的航程中，我一直晕船，这些水果能稍微缓解难受的感觉。

　　船长莫雷（Mowrey）指挥的这艘蒸汽轮船名叫"东京

---

　　① 托皮卡：美国堪萨斯州首府。

号"①，长 424 英尺，载重 500 吨。现在大西洋上也有一些轮船长度不小于 500 英尺，但东京号初建之时绝对称得上是世界上名列前茅的大轮船。东京号上装载的主要货物是面粉，一共有 17000 桶，每桶的运费是 1 美元。船上的侍从都是中国人，我们船舱里的那位"女仆"其实是男性。船上的餐厅又大又舒适，里面有 20 名头等舱的乘客和很多要回国的中国人。最令我愉快的是在旅途中认识了肖先生和肖太太（Mr. and Mrs. Shaw），他们都是传教士，此行是要和他们三个聪明的儿子一起回到日本。

航行中，我们经常遭遇恶劣天气，甚至有巨浪拍打到甲板上。昨晚这艘船摇晃得非常厉害，以至于我几乎不能躺在铺位上，一早起来甲板上满是枕头、救生圈、书包、柠檬、盒子、包裹和地毯，很多没有固定好的行李箱滑落出来，散落到了船的两侧。

鲨鱼和海鸥伴随着我们一路颠簸、破浪前进。这样的场景让我们想到了一首歌：

> 我的皮肤感受着从岸边吹来的神圣之风，
> 有一只手握在舵柄上，但不是我的。
> 在狂风肆虐中，我与主相遇了。
> 当巨浪袭来时，主抱着我，让我不要沉沦。
> 如果风浪太过剧烈，主会让它变得柔和；
> 如果时间太过持久，主就让它变得短暂。
> 主让一切变得恰到好处。

每当站在甲板上远眺，似乎只有天空离我们最近，我们在一望无垠的海洋上颠簸了 19 天后，终于看见了高达 1300

---

① 东京号：美国太平洋邮船公司（1848—1949）的"东京"号轮船（The Pacific Mail Steamship Company´s steamer City of Tokio）。

英尺的富士山的影子，船行方向的左前方是伊豆大岛，岛上的火山活动非常频繁，甚至能清晰地看到火山口冒出的烟雾，渐渐地渔船也开始出现；右前方是呈阶梯式分布的岸边山脉，东京号正在驶入横滨港的海湾。

"我们如此喧闹地进入，像是对沉睡亚洲的惊扰。"

东京号，太平洋上

9月22日

坐在像婴儿车的人力车上，被一个近乎全身赤裸（除了身上那条窄窄的布料）的男人拉着走街串巷，实在令人惊奇。S先生非常友善地告诉我们如何前往克罗斯比女士（Miss Crosby）的学校。这所学校位于岸边的山崖上，目前有60名年轻女性在那里接受教育，她们都非常有礼貌、温柔，让人感到愉悦，有一些学生还能讲一口流利的英文，在聆听她们做礼拜、唱着赞美诗时，我感到非常高兴。

从学校出来，我乘坐赫本太太的车到她家，在这里遇到了哈巴安德博士①和他太太，他们准备返回广州。②赫本医生

① 疑为格致书院的创始人哈巴安德（Andrew Patton Happer）。哈巴安德1818年10月20日出生于美国宾夕法尼亚州，早年就读宾夕法尼亚州杰斐逊学院，1835年获得文学学士学位。1844年获得宾夕法尼亚大学医学博士学位，同年前来中国传教。1888年在广州创办格致书院。他在华40多年，是美国基督新教在广州传教活动的开创者之一，他在广州从事的教育事业为岭南大学的建立打下了基础。详见梁碧莹：《美国人在广州 1784—1912》，广东人民出版社，2014年，第425—435页。

② 相关资料记录，哈巴安德在1884年返美，募款十万美元，1887年回广州创立格致书院（详见黎难秋编著：《同文三馆——晚清翻译家外交家的摇篮》，武汉大学出版社，2016年，第66页）。富马利与哈巴安德在日本相遇时，哈巴安德应该是取道日本返回美国，而非返回广州。

在日本生活了 25 年，为了集中精力把《圣经》翻译成日语，他放弃了自己从事的医疗事业。

横滨

我们正在快速地驶向香港，"船翼"随风展开。

南海

当我们靠近这个汇聚世界各地船只的港口时，看到了维多利亚女王塑像，这位值得尊敬的、长期在位的英国女王塑像矗立在一条平坦的道路上，与周边的环境融为一体，显得很漂亮，这条环岛路通向海拔 190 英尺高的山顶，路旁建满了漂亮坚固的英式建筑。我们发现可以乘坐有轨电车直达山顶。整个岛周长 27 英里，岛上有一个小小的公园，里面种植着棕榈树、各种奇怪的树和花，还有喷泉和林荫小道。

你应该记得那句著名的谚语："看过那不勒斯，死也瞑目。"现在我还要加上一句："如果没有来过香港，也会死不瞑目，你会想在这里度过余生。"我们乘坐由一名男子拉着的人力车时，认为已是世界上最高级的享受，但当乘坐轿子时才发现这更高级。我乘坐的轿子被两名强壮的中国男子熟练地抬着，迅速地从码头前往一位伦敦传教士的家里。在传教士的家里，我了解到前一天中国人举行反法大罢工，①当法国人试图

---

① 1884 年 10 月初，香港工人发起反法罢工，拒绝让外国船艇进入港口，并禁止轿夫、车夫"为西人执役"，继而发生打斗事件。详情参见《述报》1884 年 10 月 11 日报道（载刘明逵、唐玉良主编：《中国工人阶级的早期斗争和组织》，中共中央党校出版社，2002 年，第 425—426 页）。

制止这场罢工时，罢工者用石块袭击他们，一位刚从英国抵达香港的传教士在这场纷争中受了重伤。

安南①是中国的朝贡国之一，当它和法国产生纠纷时，就向中国寻求帮助。1884 年，一群自称"中国军人"的人②在安南北部的东京③与法国人交战，把中国牵连到战争中，由此引发动荡。

中国香港

从香港逆流而上到达广州的旅程有 90 英里，需要航行 8 个小时。由于有 1000 名中国人在船上，整个旅程充满紧张气氛，一名男士拔出佩剑守在我所在船舱的通道上，随时准备击退想强行闯入的人群，餐厅里堆放着大量的枪支。

这条河上布满水雷，我们必须专门请引水员带领我们绕开这些水雷。尽管舱内气氛紧张，外面的风景却让人耳目一新，两岸有大片的稻田、香蕉树、榕树、桃树和荔枝树。当我们靠近距离广州 12 英里的黄埔村时，我看到了一座塔，在前往广州的路上还看到另外两座塔。④哈巴安德博士告诉我，这样的塔在中国约有 2000 座，塔的建筑从印度传入，与佛教信仰相关，被认为能为邻近城市或市镇驱逐厄运，带来好

---

① 安南，今越南北部。

② 此指刘永福率领的黑旗军。刘永福（1837—1917），广东钦州（今属广西）人。同治初年，在广西、云南边境组织"黑旗军"。同治十二年（1873）法军进犯越南北部，刘永福应越南政府之请率部抗法，在河内城西纸桥设伏，击毙法军司令安邺。光绪八年（1882）法军再度从越南南部进犯北部，黑旗军再战纸桥，又毙法军司令李威利。

③ 东京，此指旧时越南北部十三省，越南人称之为北圻。下同。

④ 富马利沿途所见的三座塔分别是莲花塔、琶洲塔和赤岗塔。

运，高度由 3 层到 13 层不等，层数多为单数。

我们沿河继续缓缓前行 4 英里，看见广州城里的房子千篇一律，高度也很接近，没有窗户，顶部多由红瓦铺就，没有烟囱。岸边有一些建在木桩上的小房子，这是疍民们①的家。

英国人和法国人居住在一个叫做沙面②的小岛上。由于住所周边被植物环绕，小岛显得清新、宁静。

广州珠江

当船停泊在岸边时，我见到了兄长富尔敦，随后我们跨过河道一起来到他家，我的嫂嫂弗洛伦斯飞快地从台阶上跑下来，给了我热情友好的拥抱。她和富尔敦带我进入屋内时，还是孩童的伊迪思正趴在保姆的肩膀上酣畅淋漓地沉睡着。弗洛伦斯带我穿过一间古色古香的房子，来到我的房间，墙上有一只巨大的蜘蛛和蜥蜴，弗洛伦斯说这只蜘蛛能捕捉蚊虫，而那只蜥蜴则可以吃掉蜘蛛。

跟传教士、领事、来自炮艇上的官员、住在沙面的外商女眷等会面是一件非常愉快的事情，在世界的这个角落发现

---

① 疍民是一个水居族群，主要分布在广东、广西、福建、海南等东南沿海地区。所谓"建在木桩上的房子"指疍民建在水上，用木桩支撑的水棚。

② 沙面原为临江沙洲，明清时设码头、建炮台，拱卫城池。1859年，英法联军以"恢复商馆洋行"为借口，租借沙面，雇工修筑河堤，填土筑基，历经三年建成沙面岛，面积约 0.22 平方公里。以今沙面一街为界，西为英租界，占全岛的4/5；东为法租界，占全岛1/5（详见广东省人民政府地方志办公室编：《广东印记（第二册）》，广东人民出版社，2018 年，第 129 页）。

了这么多有魅力的人，让我异常惊喜。赖马西医生[1]是这个省里除我之外唯一的女医生，我渴望与她相见。她非常友善地邀请我前往博济医院[2]参与一些重要的手术，在那里我遇到了著名的外科医生嘉约翰[3]。他主管着这所中国最大的医院，医院大约能容纳300名病人，对那些无法支付治疗费用的病人全部免费。这些年，超过2万名门诊病人在这里得到治疗，有2000多场手术在这所医院里完成。

几天前，赖马西医生邀请我结伴前往一名病人家里。对于中国女性而言，女医生是无可替代的，因为她们拒绝男医生的治疗。我们探望的这名病人是广东布政使[4]的正妻，布政使是省里排位第三的官员，他所居住的"衙门"位于省城

---

① 赖马西（Mary West Niles），1854年1月20日生于美国威斯康星州，1882年获得医学博士学位，同年8月被长老会海外传教会任命为派往广州的传教医师，是首位抵达广州的传教女医。抵达广州后，先在博济医院工作，后创办广州第一所盲人学校——明心书院。1928年7月返回美国退休，1933年1月14日在帕萨迪纳市去世。详见陈小卡编著：《西方医学传入中国史》，中山大学出版社，2020年，第627—629页。赖马西医生照片详见附录三图4。

② 博济医院是近代中国成立最早、延续时间最长的西医医院。其前身是美国医学传教士伯驾在1835年开设于十三行新豆栏街的广州医局。1865年医局迁往仁济路，改名为博济医院。后演变为中山大学附属第二医院（又名中山大学孙逸仙纪念医院）。

③ 嘉约翰（John Glasgow Kerr），1824年11月30日出生于美国俄亥俄州邓肯维尔，23岁毕业于费城杰弗逊医学院，1854年5月15日抵达广州，后接替伯驾掌管广州医局。1901年8月10日因患痢疾在广州逝世。详见《西方医学传入中国史》，中山大学出版社，2020年，第615–617页。嘉约翰医生的照片详见附录三图5。

④ 布政使，官名，俗称藩台，始置于明洪武初年，清代正式定为督、抚属官，主管一省民政与财赋。

的内城。①内城城墙厚 20 英尺，高 35—40 英尺，有 12 个城门。②我们从其中一个城门进入城内，衙门占地面积超过 1 英亩。

穿过正堂、客厅、走廊，我们被带入内眷居住的房间，病人的女儿陪伴着她，但她只会讲官话，所以医生需要走到门边和传译员通话，传译员把意思向布政使大人传达，再由布政使告诉他的女儿，最后由他的女儿走到床边向母亲转述。完成检查后我们受邀和布政使大人、传译员一起享用点心，略作休息。通常这个国家的男性不会和女性同桌吃饭，所以我们能破例受邀是一件荣耀的事情。当我们离开时，他们一再致谢、频频鞠躬，双手奉上包裹着诊金的红包。按照这里的风俗，一个医生结束诊疗后病人家属会送上用红纸包着的诊金，若想获得更多的诊疗，可以再邀请医生前来。

如果要买一些便宜的物件，我们可以使用制钱③——一种圆形方孔钱。如果买的东西比较贵重，就得使用碎银。这里的每个人随身带一个天平，在进行交易时按照价格称出适当的银两。有一次为了支付 50 分，我跑到厨房跟厨师兑换零钱，他拿出一块墨西哥鹰洋放在木头上，就近拿把斧头将银元切成两块，递给我所需要的 50 分。

要在这里开启新的生活最难的是学习语言，我对现在自己能用广州话从 1 数到 10 感到很自豪：壹（Yat）、贰（E）、

---

① 广东布政使司衙门，包括今省财政厅大楼及东侧旧儿童公园部分地方。

② 1860 年广州内城、外城共有城门 16 个，分别为小北门、正东门、永安门、永兴门、永清门、五仙门、靖海门、油栏门、竹栏门、太平门、正西门、正北门、定海门、文明门、正南门、归德门。

③ 制钱指的是明清两代按定制由官炉所铸的铜钱。

叁（Saam）、肆（Sz）、伍（Ng）、陆（Luk）、柒（Tsat）、捌（Pat）、玖（Kau）、拾（Shap）。这像不像是一种语言？单独说一些词还相对容易，难的是语调，因为广州话有些音调要比别的音高，有些则要发送气音，有一些又不用。我想大概需要三年才能在工作中听懂广州话，如果要像讲母语一样讲广州话，恐怕最少需要五年。

上周，我陪富尔敦前往位于四牌楼①的布道堂。我们从归德门②进入广州城时，城门的守卫将我们的轿子团团围住，盘问我们是不是法国间谍。富尔敦用一口流利的中国话让他们相信我们是为和平而来，最终才得以放行。布道堂位于一条十分狭窄拥挤的街巷里，后方是一座男童学校。我们进入学校时学生们正在大声朗读，为了向老师们表示他们学习认真，每名学生都尽力试图喊得比身边的同学更大声。他们给富尔敦背诵《圣经》时会先把书给富尔敦，然后转过身去一字不错地背出原文。

在最近的一场动乱中，这里的一些基督徒被抓进监狱，住在沙面的外国人（所有非中国人都被称为外国人）纷纷逃到停泊在江面的炮艇上，他们甚至从炮艇上看见他们的房子

---

① 四牌楼，初指明代广东巡抚戴璟于嘉靖十三年（1534）选点惠爱大街六约所建的四座木质牌坊：惠爱坊、忠贤坊、孝友坊、贞烈坊。1856 年，第二次鸦片战争期间，包括惠爱大街四座木牌楼在内的数十座牌坊毁于战火，仅存忠贤街上的"乙丑进士"坊、"承恩五代"坊、"奕世台光"坊、"戊辰进士"坊等四座石牌楼，人们便将"四牌楼"的名字安在忠贤街上，1865 年"熙朝人瑞"坊迁入，实有五座牌楼。其中的乙丑进士牌坊，是为了表彰天启五年（1625）广东七名进士而立，清代位于大北直街（今解放中路），1947 年移至岭南大学，1999 年中山大学校友会捐资重建。
② 归德门为清代广州城门，位于今解放路与大德路交界处。

被烧毁。①

我们返回时也要穿过一条拥挤的大街。严格来说这不像是一条街道，只是一条黑暗的过道，所有人进入这条街后都产生一种错觉：只要屏住呼吸走到下一个转弯处就会到达宽敞明亮的街道上。然而这只是一个错觉。给我们抬轿子的苦力高喊着"让开道来"，而路上其他的负重者也向他们喊着同样的话。人群熙熙攘攘，我们在汹涌的人群中穿越好几英里，一路上很少见到女性，只能看到很多男性悄无声息地走进店铺。我很难把他们视作男性，因为他们那条长辫子一直垂到长丝绸衣服的尾端，这种衣服叫做"衫"，他们的鞋子都绣上银边和缎子。他们中的很多人手里拿着一个大小适中的鸟笼，每个鸟笼里都有一只鸟，有点像我们那里女人遛狗一般。

还有一个现象特别值得注意，那就是人们会在某些街尾堆放很多垃圾，附近的各种垃圾都会被丢弃到这个垃圾堆上，直至无法再往上堆为止。

教堂里，很多妇女用她们被缠过的小脚蹒跚前进，看起来非常痛苦，有一些实在疼得无法站立或行走，只能由她们的阿妈背着前行。

中国广州

---

① 此段描述的应为爆发于 1883 年 9 月的沙面暴乱。据《环球画报》1883 年 11 月 17 日报道，事件的起因是一名广州船舶公司的看守将一个人推到了海里。据说，这名看守的主要职责就是防止本地居民攻击公司的船舶。此事一出，广州的民众便立刻聚集在一起，表示要进行报复。看到这种情形，看守悄悄地躲到一艘船上，并把船开到了远海，以躲避攻击。看到肇事者逃跑了，民众便决定对外国租界开刀。他们先是攻击了一个储油的仓库，继而纵火焚烧，所到之处都被抢劫一空。租界的外国人惊慌失措，立即把他们的妻儿送到船上以躲避袭击。详见赵省伟主编，张霞、李小玉译：《西洋镜——法国画报记录的晚清1846—1885（下）》，广东人民出版社，2018 年，第 452 页。

打开大门，看见外面绿树成荫、花朵盛放。

赖马西医生和我参观了距离住所20英里的佛山卫斯理会医院（Wesleyan hospital）①。最近，这个城市里的一个火药库爆炸，有120人因此丧生，②很多伤员被送到这个医院，他们对在这里能够接受良好的治疗充满感激。这里的人对科学治疗一无所知，他们甚至用泥浆涂抹在伤口之上，③除此之外还有大量让人恶心的药物。

周日晚上，我们沿河而下前往设在嘉约翰医生家里的"教堂"，传教士们在那里轮流布道，最后那位给我们讲解《圣经》中的一段："一生在神手上"。

1885年1月1日

这是一个雨量充沛的季节。但也不是一连几个月持续不断地下雨，而是先下几天雨，然后会有一段时间的好天气，接着再下雨。尽管广州距离北回归线非常近，但天气也不是很暖和。

上周我应邀参加一场中式婚礼。晚上6点新娘乘坐的大

---

①　1881年，英国基督教伦敦卫斯理会医士云仁（Charles Wony-on）在缸瓦栏创建西医院，1890年迁今上沙太平坊，1908年再迁文昌沙，定名循道医院。1983年改称佛山市第一人民医院。详见麦田、甘凉生主编：《广东省佛山市地名志》，广东科技出版社，1991年，第343页。

②　光绪十年（1884）十一月初六日，佛山火药局搬运火药下船，挑夫不慎引燃火药，爆炸声震动数十里，二百余人被焚。此据李采芹主编：《中国消防通史》，群众出版社，2002年，第2165页。

③　根据相关口述材料，直到20世纪70年代，广州仍有使用井底泥对伤口进行冷敷的治疗方法。

红花轿被抬到新郎家。她进门时新郎走到房子后面，踩在一张凳子上，把脸转向墙（新郎和新娘先前没有见过彼此）。新娘的礼服由红色和蓝色的丝绸制成，尾部挂有细小的铃铛，头饰十分花哨，悬挂着的长串白色珠子把新娘的脸遮挡住。她向屋里的宾客鞠躬行礼时双手紧握在脸前，袖子自然下垂，发挥了面纱的作用。

4月4日

我们休养的地方——圣珊泽（Santa Sancha）①位于这座小岛上，现在这座小岛由葡萄牙人管理。这里距离香港40英里，距离广州90英里。岛上很安静，适合专心学习，我现在正努力用广州话阅读《新约》。《新约》里有4万个不认识的字词，要看懂得至少掌握3千个。

在这座古老典雅的城市，房子被粉刷上了蓝色、粉红色或黄色，普拉亚·格兰德大道（Praya，在海中间的宽阔道路）②的尽头有一个漂亮的小公园，伊迪思非常喜欢去那里观赏鸟和猴子，经常流连于一条布满各色百合花和珍稀植物的花径。

---

① 圣珊泽宫建于1846年，位于澳门半岛西望洋山圣珊泽马路，是一幢极富葡萄牙古典建筑色彩的二层高级别墅式建筑。这座别墅最初的业主是贝纳迪诺，后转售给赫伯特，1923年由葡澳当局收购，曾用做博物馆。1937年巴波沙任总督时确定为澳督官邸。1999年澳门回归后，主要用于接待贵宾。此据刘先觉：《刘先觉文集》，华中科技大学出版社，2012年，第18页。

② 《沙国之梦——契约华工在秘鲁的命运》提及澳门这条街道称："普拉亚·格兰德大道环岛蜿蜒二公里多，沿岸是西方风格的高楼大厦。这条海滨大道宽广漂亮，与在广东所看到的狭窄而弯弯曲曲的街道迥然不同。"详见费尔南多·格兰达著，竹碧、腊梅译：《沙国之梦——契约华工在秘鲁的命运》，世界知识出版社，1999年，第4页。

贾梅士花园是一处树木葱茏的静谧之地，它得名于葡萄牙诗人贾梅士，他在澳门写下了著名的诗篇——《卢济塔尼亚人之歌》。[①]附近有一座英国教堂和一个公共墓地，墓地显得十分陈旧，里面埋葬着一位著名的新教传教士——罗伯特·马礼逊。[②]他于1834年在广州辞世。

澳门

4月

有一位善良的传教士要外出一个月，他允许我们在此期间住在他的房子里。

由于洪水肆虐，这个国家的很多人民都在挨饿。[③]一些有

---

①　贾梅士，或译作卡蒙士，卒于1580年，是葡萄牙人地理大发现时代最卓越的诗人。他所创作的长诗《卢济塔尼亚人之歌》（又译为《葡国魂》），以达·伽马率领舰队前往印度的航行为主线，融汇了希腊和罗马神话、15世纪欧洲反宗教改革时代的天主教信仰、葡萄牙人的民族自豪感，成为内涵丰富的葡萄牙杰出史诗。此据顾卫民：《贾梅士及其〈卢济塔尼亚人之歌〉》，《上海师范大学学报（哲学社会科学版）》2015年第4期，第121—130页。澳门地区有贾梅士洞，相传贾梅士曾隐居其中，撰写《葡国魂》。相关图片参见附录三之图6。

②　罗伯特·马礼逊（1782—1834），是西方派到中国内地的第一位基督新教传教士。1807年到达广州，任英国东印度公司广州办事处汉文翻译，编辑出版中国历史上第一部英汉字典——《华英字典》，第一个把《圣经》译成中文，在澳门开办第一个中西医合作的诊所。1834年8月1日马礼逊在广州辞世。详见《西方医学经粤传华史》，中山大学出版社，2018年，第310—312页。

③　1885年6月，珠江流域的西江、北江同时发生大洪水，西江支流的柳江、桂江、贺江及北江支流滨江等均发生近百年来未有的特大洪水。由于西、北两江同时暴涨，珠江三角洲灾情颇重，广、肇二府均遭数十年未见之水灾。详见杨光、郭树：《1885年6月（清光绪十一年五月）珠江流域洪水》，中国水利水电科学研究院水利史研究室编：《历史的探索与研究：水利史研究文集》，黄河水利出版社，2006年，第313—317页。

影响力的中外人士正在筹款来救助他们。富尔敦和其他传教士去分派大米，他们分派的大米足以装满一艘大船。中国人列队游行，一边游行一边敲鼓和燃放鞭炮，试图以此驱散疫情。

广西省有 800 万人口，却没有一名传教士。我认为我们应该去那里开展工作，那里是太平天国起义爆发的地方，来自不同部落的人充满敌意。富尔敦曾经租了一艘小船，前往距离广州 400 英里的桂平旅游，他认为借助医学我们可以在那里得到立足之地。

香港

停泊在我们房子前面的这种船叫做"河渡"①，仆人们正忙着把我们的东西搬到船上，这是我们前往广西所必不可少的。

广州

我们走完了第一个 60 英里，刚刚离开美丽的肇庆河道（Shiu Hing Pass）。由于是逆水行舟，我们的航速很慢，在河岸陡峭高耸的地方，由伙计们用橹来操控船只，有时又由沿

---

① 河渡，也称河头。《横穿克里塞：从广州到曼德勒》一书中提及这种船只称："'河头（ho-tau）'是用于称呼长距离航行类船只的名称，这种船看上去像漂浮的小房子，而没有轻捷的外形，在这方面它没有掩饰什么。"详见柯乐洪：《横穿克里塞：从广州到曼德勒》，云南人民出版社，2018 年，第 6—7 页。《广州百年灾难史话》一书中也提及："广州三江汇合，兼海港、河港的地理特点使其很早就称为华南地区交通中心。……短距离的内河运输，有从广州至附近各县的'长河渡'及珠江的'横水渡'。"详见吴智文、李颖亚、曾俊良：《广州百年灾难史话》，广州出版社，2005 年，第 227 页。

河行走的纤夫们用绳索拉着船只向前。我们（包括富尔敦、弗洛伦斯、伊迪斯和我）厌倦了河渡时也会下船沿着岸边行走。一路上，我们经过稻田、玉米地、甘蔗地、甘薯地、花生地和桑园，还有一片被围起来的野生酸橙花。我们注意到一排坚固的、看上去很新的砖瓦房，当地人告诉我们，这些房子是若干年前建的，据说因为"闹鬼"，没有人敢住在里面。

西江河渡

梧州曾经是广西省的首府。[①]尽管这里跟安南接壤，而且还有西江及其支流作为交通纽带，但很少有外国人踏足此地。当了解到这个区域在 1851 年至 1865 年间经历了太平天国起义，大量人口在战乱中丧生的历史后，我们不难理解为什么很少有外国人来这里。这场战乱并没有过去太久，当地的商业活动还没有完全恢复，人与人之间充满猜忌。在过去的若干年里不但来到这里的传教士会被袭击，就连那些试图前来保护他们的官员也会遭殃。

到了藤县[②]，当地的知县穿着官袍隆重地前来拜会我们，而我们则被村民们视为"洋鬼子"。衙役为知县打着一顶红色的华盖，还有人鸣锣开道。知县非常礼貌，对我们展示的一切似乎都很感兴趣，也非常认同我们的观点。伊迪思能讲一些简单的中国话，知县高兴地逗伊迪思玩耍，并给了她两个墨西哥鹰洋，此外还赠送给我们两只鸭子、两只鸡、若干茶

---

① 明成化元年（1465），韩雍总督两广军务，在梧州设立总督府。嘉靖四十三年（1564），总督府从梧州移驻肇庆。

② 藤县，位于今天广西壮族自治区梧州市境内，宋时为藤州，明洪武十年（1377）降州为县，隶属梧州府，清代因之。

叶和冰糖，这让我们莫名感激。他穿着一件绿色的长衫，长衫上有一块银色的薄纱，[1]薄纱四周绣有红色丝线，脖子上戴的长串珠子和顶戴上的装饰显示出他的身份与地位。

广西梧州，西江上

　　我们用了18天，走了400英里才来到这里，这座有2万人口的城市坐落在两河交汇的河谷之间，河谷则位于一座低矮小山的山脚处。

　　伙计将船停好后，我们登上陆地，在此之前没有任何一个白人妇女，哪怕是一个白人婴儿来到过这里。"洋鬼子"上岸的消息在当地疯传开来，很多人连忙到岸边围观。得知我懂医术后，在场的人都希望能得到治疗。为了安抚人群激动的情绪，我为其中20人做了诊疗，然后就顺流而下寻找更适合的泊地，但仍然有很多当地人在沿岸尾随。

　　我们来到一个叫做"大冲口"[2]的河湾处。之所以叫"大冲口"是因为附近山上的一条小溪流横穿过一片平地，在这里汇入河中。我们的"河渡"沿着浓荫繁密的弯曲河道来到一个仅有5座屋子的小村庄——其中4座是用泥土垒的，另1座则用砖头砌成。这里的村民非常和善。

————————

　　① 这块薄纱指的是明清两朝官服用于标明品阶等级的补子，是中国服制中最具代表性的纹饰之一。其纹样以"禽"和"兽"区分文武职司：文官用飞鸟，象征其文采；武官用走兽，象征其猛鸷。详见华梅等：《东方服饰研究》，商务印书馆，2018年，第115页。

　　② 民国《桂平县志》记载："大冲口，在县西一里。源出西山，下经永和七里洞、禄塘桥等处，灌溉田亩。"详见黄占梅修，程大璋纂：《民国桂平县志》卷五，台北成文出版社，1969年，第175页。

其中一座屋子里躺着一名小男孩，他身有残疾，十分瘦弱，连举起他那瘦弱的手也力有未逮。我开始为这名小男孩和其他从城市里尾随而来的人治疗。这名小孩身体状况好转后，他的父亲为了表达感谢答应把那间刚刚建好的砖屋租给我们，这对我们而言的确是个好消息。

桂平知县派他的副手前来探望我们，并带来了 2 只鸭子、2 只鸡、4 包面粉（以植物为原料）和 4 包蛇肉，我们对此致以谢意。

一天早上，广西省一位高级军官董大人①向我发出邀请，他在最近的中法战争中膝盖上方中了一枪。对于是否前去为董将军诊疗让我犹豫好久，因为广西是出了名的排外，而且目前中国和"海外国家"的战争又刚刚结束。②但考虑到这名军官地位如此之高，似乎应邀前往才是聪明的决定，如果士绅们相信我们，那么普通人对我们的畏惧也更容易被消除。我仔细检查完这名将军的伤口，并把坏死的骨头移除。鉴于手术切口很深，我建议他前往广州博济医院进行后续治疗，③嘉约翰医生将给他提供最好的治疗。

当地的司法官也像那名将军和士绅一样邀请我。

在两到三天内我治疗了 200 多名病人，他们有的肢体残疾，有的失明，有的失语，有的甚至"被魔鬼附身"④。

---

① 在与富马利医生一同前往桂平的梁乾初回忆录中，把这名"董大人"的名字记为"董福祥（Tung Fuk Cheung）"。详见嘉惠霖、琼斯著，沈正邦译：《博济医院百年（一八三五——九三五）》，广东人民出版社，2009 年，第 189 页。

② 此指 1883 年 12 月至 1885 年 4 月的中法战争。

③ 到 1882 年，博济医院已经接收过 669 个需要进行手术的病例。详见《博济医院百年（一八三五——九三五）》，第 130 页。

④ 指精神病患者。

周六，董将军派遣士兵送来一匹 8 尺长、3 尺宽的红色缎料，缎料边上用银线绣上小镜子，还搭配了不同颜色的流穗。其上用黑色的绒布写着"西方上帝法力无边""富马利医生能力超群""董将军需要您的治疗"等中文字，燃放了 200 响鞭炮，还赠送给我们 9 只鸡、9 只鸭、2 根火腿和 2 罐茶叶。

当"谭三"①要把房子租给我们时，富尔敦询问将军我们是否可以住进去，将军回答："好的，你们可以住。"通常而言，如果有人胆敢租房子给外国人，不但本人会被驱逐，就连房子也会被烧毁。正是因为这样，哪怕我们要租一个位置很偏远的小房子也十分困难。

桂平

9月7日

我们的新居由两间长约 45 英尺的房间组成，两个房间一前一后，中间由一个开放式花园隔开。两边各连接一个小房子，其中一间被我们用作药房。这间房子有一扇侧门通向花园，还有一扇谷仓式的大门直接通向前面大堂。地板由泥土夯成，屋子既没有窗户，也没有天花板，房顶盖坚硬的陶瓦。所谓的"屋前草坪"其实就是一个打谷场，坪地上散放着稻草，村民经常驱赶着水牛从稻草上走过。屋主告诉我们，不能改动位于后堂用来祭祀祖先的神龛和神龛隔壁的米仓。

很快，我们给房屋增建了地板、天花板和隔断，富尔敦的房间有阁楼，而我的房间有一个 2 平方英尺的窗户。屋前的打谷场也用竹篱笆围了起来，伊迪思和她的"狗崽"可以

---

① 根据上下文意推测，"谭三"当指富马利治好的男孩的父亲。

在那里玩耍，那是一名村民送给她的浑身毛茸茸的幼犬。

让我们更高兴的是，我们还租了另外一座泥屋的两个房间，分别用作药房和诊疗室。当我把 5 块床板（这里的床都是用平整的木板放在架柱之上制成）搬进诊疗室时，屋子已经被村民围得水泄不通。

考虑到弗洛伦斯的身体状况，我们认为她应有更多的私人空间，以躲开那些接踵而至、充满好奇心的病人。对我们而言，拥有一个私人空间是很奢侈的事情。我在桂平买了一些带有格子花纹的布匹来做窗帘，医生①打趣说他应该向委员会报告我的奢侈。我找了一些未经漂白的细棉布做了一个套子，往里面塞入稻草，然后把它铺在床板上作为床垫。有了床和白床单后，我在地上铺了垫子用来摆放书籍，再把一张中式桌子的脚锯短，给自己做了一张矮小的书桌（在上面铺了一张桌布，颜色和窗帘搭配）。经历了数周在河渡上拥挤且没有隐私的日子，目前的生活可以算得上清净舒适。

中间的房子既是接待室、休息室、餐厅、婴儿室，也是通道，到了晚上还是伊迪思和她保姆的卧室。

嘉约翰医生乘坐河渡离开后，我们感觉失去了靠山，由于"还有很多地方要前往"，我们每一个人都全神贯注地投入工作。富尔敦到处奔走，向村民、城里人、山里人及他能遇到的任何人传教。

弗洛伦斯在和本地妇女聊天之余，也会给她们讲解福音书。此外她还要确保我们的伙食健康营养，除了当地的土鸡，我们基本没有别的肉类可吃。用餐时间也和当地人一致：早餐在上午 9 点，晚餐在下午 4 点，两餐之间则是忙碌的工作时间。

---

① 原文并未说明是哪位医生。根据上下文，应指嘉约翰医生或梁乾初医生。

这些散养的土鸡都很肥，我们中午煮的两只鸡，需要到第二天早餐才能吃完。折算成美元的话，养一只鸡要花费 15 美分。除了精心备课和教学外，弗洛伦斯还要干很多缝纫活，给富尔敦和伊迪思缝制冬天穿的长袜。闲暇之余，她还会做甜甜圈奖励我们！

嘉约翰让梁乾初医生①留下来协助我们，他是一位中国医生，不但负责照顾男性病人，还要帮助我们传教。梅阿贵女士（Mrs.Mui Ah~Kwai，"梅"的意思是梅花，"贵"的意思是珍贵）是嘉约翰训练的中国医护，她在我们的工作中发挥了重要作用，只有她能够跟不识字的妇女们交流。由于我正在学习如何跟中国人交流，在此期间只能通过行医来传播福音。当我竭尽全力为前来求医的病人提供治疗时，我就会想起《马太福音》里记载的耶稣治疗病人、净化麻风病人的故事。②

和蔼可亲的桂平电报员是北方人，他在北方学会了英语，并用英语给我们写了一张纸条：

> 我们的官长有家属感觉身体不适，不知是否方便请你们过来衙门诊断一下？如果可以，我会亲自过来接你

---

① 梁乾初医生曾任博济医校监学。详见王芳：《骷髅头？医学标本？——从桂平医院被焚看西医传教引发的中西观念冲突（1885—1887)》，载刘天路编：《身体·灵魂·自然——中国基督教与医疗、社会事业研究》，上海人民出版社，2010 年，第 293—309 页。另外麦灵生《博济医院与岭南大学》提及：两粤医院与学校"该院校主人梁乾初医生，是博济医校毕业生，曾留在博济服务多年，后在西关长寿街开设两粤医院和医学校，停办后，他归他的家乡——新兴做义务传道与行医"（《广州文史资料 第13辑》），广东人民出版社，1964 年，第 115 页）。梁乾初医生肖像详见附录三之图 9。

② 《马太福音》里提及，有麻风病人前去拜见耶稣，耶稣仅通过用手触摸，就将病人的身体洁净了。

们，如果不方便，我们会带着病人上门拜访。恭候您的
回复。

电报员

和这张纸条一并送来的还有两只鸭子、五个柚子、一罐
茶叶、一盒蛋糕和一束百合。我们不希望人们送来任何礼物，
哪怕是最小的礼物，我们在意的不是这些。但我们发现当我
们试图谢绝他们的馈赠时，他们会觉得自己的好意受到伤害。
城里一名接受过我治疗的病人又给我们送来了两只鸭子、两
只鸡、鹅、面粉、炼乳、蛋糕，还有两瓶酒。那两瓶酒给了
我们一个机会——奉劝那名病人要戒酒。

有一名病人对我们充满感激，居然给我们送来了一头巨
大的水牛和它的幼崽。这两头公牛笨重无比，可用于拖运物
品和犁地。它们不像美国野牛那样有高耸的背部，由于这片
区域常有老虎出没，这些水牛在晚上会被赶回屋内。同样被
赶回屋内的还有猪，据说有一天晚上一只老虎跳进了猪圈，
抓住一头猪后迅速逃往山区，这对养猪人而言意味着巨大的
损失，他们需要用卖猪的收入去买每年做新衣服的布匹。

我曾经给那名被老虎偷猎了一头猪的妇女提供治疗，她
的房间里还有七头水牛排成一圈，她用一条竹栏杆隔出一个
空间，我在这个空间里照看一名新生女婴。因为房门是向内
开的，当时又处于关闭状态，最开始我对那些水牛充满畏惧，
害怕它们会受惊奔跑，还好那位妇女和它们说话，它们随即
便安静下来。第二天一早我去看望我的病人，到达时所有水
牛都已经被赶出去干活了，而那位妇女正在后院，我询问那
个女婴的去处，她回答道："已经把'它'扔在河里了。"她
之所以这样做，是因为没有足够的粮食。

这里的人非常迷信，因此我们必须谨言慎行，假如我们

· 21 ·

停下来去阅读墓碑上的文字，有可能就会被指控为盗墓者，很多人认为我们会用小孩的眼睛来入药，还有人认为我们的眼睛能透视地底下很深的地方。

一名两年前失明的穷鞋匠来到我们的药房，我告诉他必须动手术，且手术后必须在这里休养至少一周。在征得他的同意后，我把那间狭窄的泥土"医院"收拾干净，里里外外都清洁了一遍。手术后我们让他躺在一张全新的床板上，每天给他安排恰当的饮食，拆开绷带的一刹那他发现自己见光明，显得异常兴奋。而我比他更快乐，因为这是我为白内障病人做的第一场手术，我曾经在费城观摩过一场成功清除白内障的手术，而这次能在千里之外亲手完成，感觉完全不同。这名复明病人把这事宣扬出去，随后就有很多失明患者上门求医，其中一名病人由四人抬的吊床抬着，走了六天才来到这里。有一天早上总共来了 30 名病人，他们不明白，我能让一名病人恢复视力，但并不意味着能让所有失明患者都恢复视力。

我们去年 8 月写的家书刚刚寄出，还要再等两个月才能收到你寄给我的信。

上周，村里一名 14 岁的孩子结婚，他 16 岁的新娘坐着大红花轿从隔壁村过来。她准备进入新郎的房子时，有人将一张点着火的红纸扔到她面前，如果她的衣服没被点着，就意味着"福气"将会到来。在房间里她和新郎一同跪下，对着神像三跪九叩，随后又在新郎的父亲面前行了同样的礼节。两人合卺交杯之后，新郎站了起来，拿起一把合着的折扇朝新娘的头上敲了三下（通过这样的仪式展示新娘的温顺）。

三天后，我看见新娘赤着足在抛撒麦秆，一副闷闷不乐的样子，她那年幼的丈夫也在那里。我想应该一切正常。

9月20日

第二章　广州

这是个晴朗、美好的季节，我们既忙碌也愉快，差点忘了"雨季"即将到来。整个冬天，漂亮的玫瑰花在田野里盛放，把我们完全包围起来。每天早上我们都会采上几束鲜花放到房间里，并经常插上白玫瑰的枝条，这不仅让整个房间充满花香，还能装饰墙壁。

雨季到来的时候，一些工人的工作机会变得稀缺。有人想把一条巨蛇卖给我们作为药材，以此获得一点收入。巨蛇的口被缝了起来，身体紧紧地缠绕在卖家的手臂上，蛇头足有手臂那么粗，他将这条巨蛇标价 2 美元。这里的人认为蛇是"聪明"的象征，可以入药，而吃蛇的人能得到智慧。后来，这条蛇被一些工人买去做了晚餐。还有人给我们带来一只虎爪，他认为用虎爪熬汤给病人喝下可以让他们变得更加勇敢。

寒冷的天气仍在持续，由于我们没有火炉，也没有足够的鞋子，未来几周物资也无法抵达，我们只能穿更多的衣服来保暖。尽管非常不适，但看见彼此滑稽的穿着，互相"嘲讽"能让我们感到些许慰藉。我穿了三双袜子和三件短上衣，富尔敦穿了两只互相不搭配的鞋子，其中有一只还穿了洞。外出时他就穿着这么一双鞋子，再套上一件橡皮衣服。弗洛伦斯的一只鞋子也穿了洞，鞋底是用我的旧鞋改的，鞋尖则来自伊迪思的鞋子。

1886年1月

所有店铺都关了门，门窗上粘贴着华丽的纸条，祭坛终日被蜡烛的火光映照，人们燃放数以万计的鞭炮，接下来数周内商业活动完全停止。

除夕那天，一名男子因为在炮舰上盗窃被捕，舰长一刀把他的耳朵给切了下来——至少有一部分被切掉。这个人连忙跑到我们的药房，我立即把被切掉的部分缝了回去，尽管看起来恢复正常，但他的余生将会被打上"盗贼"的标签。

物资还没到达时，弗洛伦斯让她的"男童"（在全中国，男仆无论多少岁，都会被叫做"男童"）把水牛奶油打成黄油。她现在已经能区分糖的品种，识别出本地的糖。我们制造"软皂"来取代当地人用来洗手的沙子，当地人洗衣服时会把衣服铺在平坦的石头上反复捶打。

在进行了 30 次眼部手术、1 个小肿瘤摘除手术和其他一些小手术后，我深刻地感受到建立医院的重要性。由于没有医院，我无法进行较大的手术。如果任何一名接受过我治疗的病人死了，后果都将非常严重：消息会迅速扩散，大家会说"这个女洋鬼子是个杀人犯"。所以当务之急是创办一所医院。如果你知道，我们在住处不远的地方购买了一块土地，准备用来建医院，你会感到非常高兴，这块土地地势偏高，被一片竹林包围，我们正在对医院进行设计。

所有人都尽力给我们帮助，他们似乎都很喜欢我们在这里行医。我们的住处和桂平县城之间有一条小溪，为了方便出行，一名男子在大冲口的小溪上建起一座桥。我们在河流上运载的大梁木，海关也全部放行。

中国新年①

---

① 1886 年的农历新年始于公历 2 月 4 日。

领事给我们寄来了一封信，全文如下：

致美国驻中国的各位领事

绅士们：

我非常光荣地告诉你们，尊敬的法国部长 A.杰拉德先生已经从总理衙门①那里获悉，根据 1858 年中法之间签订的条约，②有一道旨意已经下达各省的督抚，要求取消各省对基督教传播的限制。③

希望你们把这个通知向各领事区内的使团人员传达。另外，我要非常愉悦地补充，法国部长在关键时候的举动，理应得到基督教世界的感激。

此致
您忠诚的仆人　田贝④
北京美国公使馆
1896 年 2 月 6 日⑤

---

① 总理衙门，全称"总理各国事务衙门"，是清政府办理洋务和外交的中央机构，1861 年 1 月 20 日成立。

② 此指《中法天津条约》，1858 年 6 月在天津签订。根据《中法天津条约》，天主教传教士得以入内地自由传教。

③ 光绪十年（1884）七月，法军进犯闽江，两广总督张之洞奏请清廷，将法国教堂暂时封禁，传教士护送出境。光绪十一年（1885）一月，广西上思、贵县等地的法国天主教神甫和其他外国传教士全部被驱逐出境，直至光绪十二年（1886）中法战争结束，外国传教士才得以重返广西，《天津条约》《北京条约》有关传教的条款在广西重新生效。详见广西壮族自治区地方志编纂委员会编：《广西通志·外事志》，广西人民出版社，1998 年，第 62 页。

④ 田贝（Charles Denby，1830—1904），美国律师外交官，弗吉尼亚人，毕业于弗吉尼亚军校。详见韩俊英等编著：《史鉴——甲午战争研究备要》，中央民族大学出版社，1997 年，第 160 页。他与他的儿子田夏礼（Charles Denby Jr，1861—1938）均为美国驻华外交官，在甲午战争期间均曾介入到中日之间的谈判中。详见冯高峰、师嘉林：《美国与甲午战争"研究中若干史料辨正——"美国驻华公使田贝"还是"参赞署理全权事务大臣田夏礼"？》，《历史教学问题》2020 年第 2 期，第 147—151 页。

⑤ 原文如此，应为 1886 年之误。

我们的"泥房子"接收了四名受伤的士兵，他们花了四天时间才来到这里，长官希望这些士兵能得到西式治疗。梁医生承担起照顾他们的责任，给他们迅速换上干净的衣服，安置在整洁的床上，伤口得到科学的处理。由于治疗得当，再加上适当的食物和休息，他们恢复得很快。这四名士兵把接受治疗的情况告诉了其他受枪伤的士兵，导致很多士兵都想来这里。但他们到达时，这里已经没有更多的病房接纳他们。

如我们所愿，我和阿贵被邀请前往周边的几个村落，弗洛伦斯希望尽快开办学校，富尔敦则想尽快开办教堂，但医学似乎才是打开不同阶层大门的关键，所有人都会热情欢迎。

看到这"缺乏牧羊人带领的羊群"①时，我们很容易理解耶稣所说的："我另外有羊，不是这圈里的。我必须领他们来，他们也要听我的声音。并且要合成一群，归一个牧人了。"

物资抵达后，我们每个人都穿上了"新款"的鞋子，就像孩子布置自己人生第一个派对时那样盛装"打扮"自己。我们的家书也在同一时间抵达，无论家书有多少封、有多长，我们都希望它更多、更长！希望在接下来的一个月或六周，我们能收到更多家书。

3月

医院落成后，我们每天都盛装打扮，处于极度的欢乐之中。这座用砖瓦搭建的房子，窗户和门框都非常时髦。尽管医院已经建好，人们依旧会邀请我们去他们的家里去治病。上层社会的女性不能抛头露面，她们的邀请让我们有机会和她们打交道。在一些富裕家庭，我非常惊讶地发现男主人妻

---

① 此指未接受基督教信仰的人。

妾成群，这些妻妾和她们各自生下的孩子，再算上仆人，家庭人口有 20 到 50 人不等。阿贵向她们传播福音，还给她们留下小册子。尽管妻妾们看不懂，但男主人们肯定会浏览这本小册子，甚至会大声朗诵。

尽管时间一天天过去，但我们能做的依然十分有限。迄今为止，我已经治疗了大约 4000 名病人，每名病人都会聆听福音。随着恐惧与猜忌逐渐消除，这里的人们开始对我们表现出友好。

去年夏天，中国与法国之间达成和平协议。①安南北部的东京也被纳入法国的保护范围，而法国也从台湾撤兵。

很多童生②来到桂平县城参加两年一度的考试。③这跟广州那边的情况是一样的。考场占地面积有 60 英亩，能容纳超过 8000 名童生。童生们希望通过这场考试获得功名，跻身官场。通过这场考试，他们将获得秀才（Sau Tsoi）的功名，那就相当于我们的"文学学士"。

当你收到这封信时，可以想象我们正在洁净、全新的医院里，四周高山环绕，流水潺潺，院子里挤满病人，福音正在向这些从未听闻的人传播。

5月

----

①　1885 年 4 月 4 日，清政府谈判专使、英籍税务司金登干与法国外交部政务司司长毕乐（A. Billot）于巴黎订立《中法和议草约》，规定中、法双方停战，法军解除对台湾的封锁。

②　原文为"student"。根据清制，学子必须通过知县主持的县试、知府主持的府试及由学政主持的院试，才能获得秀才功名。否则，无论年纪多大，统称为"童生"。

③　此应指浔州府主持的府试（桂平县是浔州府治所在），府试为明清两代童生试的第二场考试，由知府主持，必须通过府试才能参加上一级的院试。

当你们看见这封信是从广州而不是从桂平发来时，可能会感到奇怪。而当你们了解到本来一切准备就绪的新医院如何"化为乌有"，所有的家具、医学书籍、仪器、药物等也全部失去时，你可能会更加惊讶。

你应该还记得我在上一封信里提到的那场考试。考试进行期间，①桂平知县提高了赌馆的税收，赌馆的经营者只能关门结业。赌博在桂平是人们日常主要的娱乐活动，没有赌馆，人们便无所事事地在街头浪荡。参加考试的童生们只需要对"市井匪类"稍作暗示，就可以煽动他们去驱逐"洋鬼子"。

有一些人冲到药房，当富尔敦和他们对话时，发现这些人的态度和先前来求诊的人截然相反。为了避免弗洛伦斯受到惊吓，也避免让因哮喘复发只能勉强起床的我靠近药房，富尔敦让"男童"告诉我们要一直留在室内直到他回来。5月6日，从安南东京撤回的多艘兵船路过桂平，有人前来探视那些正在接受我们治疗的伤兵。得知军方对我们比较友善，富尔敦请求当地地位最高的官员派遣士兵前来保护我们的房子，直到考试结束。

在他前往衙门的路上，有民众在看见他后就用石头对他进行攻击，他数度试图和这些民众交谈，但每当他转过身时民众就再次朝他扔石头。他们扔石头的力度很大，富尔敦的脚部、腿部、背部和头部都被砸伤，连富尔敦头上戴的木制头盔也被石头的尖端刺进1英寸。幸亏有这个木制头盔，否则富尔敦就要被石头砸死了。还有一块石头穿过厚厚的鞋跟伤到富尔敦的脚，他来到衙门是被拖扯着进去的，守卫们用竹竿将暴徒驱离。在衙门里，富尔敦向知府讲述此行的来意

---

① 清代府试多在每年农历四月举行，包括正场考试和复试两场。

后就打算返回，知府奉劝他这样回去意味着送死，并表示会马上组织一支护卫队过去，把我们从现在居住的房子接到城里来。陪同富尔敦一起前往衙门的梁医生则先赶回来跟我们报信。

此时，"男童"阿财告诉我们，民众正在门外聚集。我们听到了外面竹篱笆被撞倒的声音，还有一些大石头被扔到陶砖铺成的屋顶上，把瓦片砸碎，碎片掉到了我们自己安装的天花板上，我们因此幸运地避免了被这些碎片弄伤。很快，撞击和推搡的声音又开始从木制前门那里传来。在房间里，我们放置了新的铁条，本来打算把它们安置到新医院的窗户上，用来防止盗贼，现在我们用这些铁条来顶住前门。当我们安放铁条时，弗洛伦斯迅速搜集所有纸片，包括医院的地契、采购木头的收据等，将它们捆在一起，收在她的裙子里。伴随着呼号的声音，前门遭到了猛烈撞击。发现我们一直不出来，他们便找来了柴草在正门前面点燃。熊熊的火焰和弥漫的烟雾，迫使我们不得不离开房子。我把伊迪思抱在手上，从小侧门出来，心想："可能一到两分钟后我们就要到天堂了。"

阿贵一直跟随着我们向河边跑去，沿途有人一边追赶一边大喊："杀死他们！""宰了他们！""把他们开膛破肚！""淹死他们！"

在杀死我们和抢夺财物之间，民众选择了后者，趁他们在屋子里翻箱倒柜，我们逃到河边。我把我的戒指（也是当时我唯一带在身上的财物）交给船家，希望能租用他的小船，却被那些聚拢而来的人群阻止。此时唯一能做的事就是坐在地上等候，并向上帝祈祷，希望能安全离开，也为生死未卜的富尔敦祈祷。

我们被团团围住。伊迪思长相可爱，又和中国人非常熟悉，所以大家的注意力被成功转移了。开始时伊迪思并不害怕，但随着大家神情越来越凶恶，她把脸缩到我的肩膀上，用胖乎乎的小手缠着我的脖子，在我耳边轻声说："阿姨，我很害怕！"

双方僵持一个多小时后梁医生回到我们身边，告诉我们富尔敦一切平安，还有一支护卫队正赶过来护送我们。随后他带着我们穿过大冲口，来到邻近的一片高地，炽热的阳光照在我们身上，有人给伊迪思打了把伞。我们逃出来大约4小时了，大家都没有吃晚餐，也没有水，伊迪思没有奶喝，她现在连哭的力气都没有了。这时四名士兵乘坐的船到了，我们艰难地爬下一段陡峭又布满石头的河岸才登上那艘船，随后穿过城市，在城墙外下船。官兵指引我们前往知府衙门，富尔敦在大门口等着我们。

尽管房子和设备都被毁坏，但庆幸的是我们能逃出生天。随后我们了解到，民众把新医院里所有能拿走的东西都拿走了，甚至把正在旧药房里养伤的士兵抬走，并放火烧毁了药房和屋主的房子，驱散屋主的耕牛，砍倒他种的竹子。

知府把我们安排在水池中间的一座干栏式建筑里，房子很大，水池里青蛙的叫声此起彼伏。他还给我们一些钱购买必需品，其中最不可或缺的是蚊帐，因为那些蚊子像云一般向我们扑来。我们把伊迪思放在床板中间，然后将头埋在盖在她身上的那张被子下，以这样的方式度过了一晚。

第二天一早，知府的儿子就过来警告我们不要靠近窗户，因为有人贴出告示，悬赏500美元买富尔敦的人头，而我的人头则被悬赏100美元，理由是"他们发现了被我们谋杀的人的尸体，还有我们准备把尸体入药的证据"。

你还记得我在信里曾经向你提过，我们正在制作软肥皂的事情吗？那些民众在屋中一个大罐子里找到了这些软肥皂。他们从来没有见过这类物品，断定这是人的骨肉。随后他们还发现了人的头骨，这更加证明我们是"恶魔"。民众的情绪变得狂热，他们把头骨悬挂在一根杆子上，拿着它在城市里

到处游行。一个尸体加一个头骨，还有比这更确凿无疑的
"证据"吗？这些民众声嘶力竭地喊道："杀掉洋鬼子！"

我们向知府解释了所谓"尸体"的事情。但我们也非常
疑惑，为什么会从我们的屋里搜出人的头骨？那些民众宣称，
这个头骨被锁在一个大箱子里，后来才知道梁医生曾在广州
跟嘉约翰医生学习解剖，当嘉约翰医生委派他前来桂平时，
他把这个头骨标本放在箱子里带了过来。我们对此一无所知，
也很难向民众解释其中原委，接下来我们度过了焦灼的一天。

当我们鼓起勇气往外张望时，看到的都是透过树叶盯着
我们的阴沉的眼睛。我们明白如果民众连衙门都敢砸掉，那
么知府也没有能力保护我们。但我们坚信主和我们同在，我
们被困河岸时，是仁慈的主制止了暴徒对我们可能的伤害。
我们现在可以说："到此为止，不要再往前了。"我们知道，
在主的保护下，富尔敦的生命可保无虞，连一根头发丝都不
可能被伤害到。①

————————

① 以上为富马利对 1886 年桂平教案的记录。时任两广总督的张
之洞在致总理衙门的电文中也有关于此次教案的详细描述："丙戌四
月，广西桂平县美教士富利惇医馆被毁一案，领事捏称兵勇抢物，索赔
五千余元。迭经此间查明驳覆，以事起仓猝，地方官立派兵役弹压，将
富氏家属护送县署，资助火食，雇船送回东省。富自称失物有限，家口
平安，即属万幸。保护不为不力，但能缉匪，不能赔偿。且美约只准在
口岸开设医馆，各国条约亦无内地准设医馆明文。富到桂平所领系游历
执照，不应行医。西医法奇，骇人听闻，内地尤易滋事，何苦冒险违
约。令饬教士以后勿往内地行医，愿从，则富案或可量为抚恤办结；不
从，则彼自冒险，固无赔偿，且难保护。领事覆称：'候商教士。'越
月余，来文援引利益均沾之条，哓哓置辨，大都以'内地购地为教堂公
产，应行保护'。至开设医馆一层，莫能自解，以为'领事未经奉权，
应由国内大宪善为核办，已禀美使'等语。仅电陈颠末，以备驳覆。内
地教案繁琐已极，无端又增一医案，滋事逾多，望按约力持。另抄案咨
呈。支。"详见《张之洞全集 第 7 册 电牍》，河北人民出版社，1998
年，第 5305—5306 页。

在知府衙门待了两天后，到了第三天一早，知府把我们送上一条船，载着我们沿河而下。梁医生、阿贵与我们一路同行，在接下来的五天里我们更换了五条船，最终安全抵达广州。好友们闻讯后立即赶来给我们提供急需的服务，我们准备前往位于澳门的疗养院进一步休整。

圣珊泽宫属于一个古老的葡萄牙家族。这座有着黄色外墙、镶着蓝色边框的优雅建筑，坐落在一片山地上。①这片山地位于一片几英亩大的平地上。圣珊泽宫的主干道连接着一个通往海洋的岬角，我们喜欢在月夜里舒适地坐在那里听海浪拍岸的声音，欣赏小渔船在黑暗、起伏的洋面上移动。我们的思绪飘过了辽阔的太平洋，飘向了太平洋彼岸的亲友们。随后我们想起"还有很多地方等着我们前往"，于是又坐下来讨论如何能尽快地返回广西。

广州

几天前我们前往 Arrowdale②，此行只是为了搬运几筐东西，所以任务并不艰巨。

21 号，西奥多·凯勒·富尔顿（Theodore Cuyler Fulton）③的到来让他的父母非常开心。这个月，我们计划返回广州，为再一次前往桂平做准备。富尔敦前去拜访两广总督④，总督说他可以命令知府保护我们。后来我们发现，知府虽然下达了这个命令，但公告却张贴在一个偏僻的城门处，很少有人

---

① 指圣珊泽宫所在的西望洋山。西望洋山位于澳门半岛西南部，西临北湾，东与东望洋山遥遥相对，因能在此眺望大海而得名。

② 地名不详，待考。

③ 疑为下文提及的富尔敦之子西奥多。

④ 时任两广总督的是张之洞。

能看到。

8月，我们离开澳门，此行的目的地是桂平。①这一次我们拥有两艘河渡，其中一艘坐着嘉约翰医生和他的太太②、那夏礼博士（Dr. Noyes）③。嘉约翰医生和富尔敦在桂平县城行医、传教，船夫则忙着购买木材运回广州。在两广的部分地区，木材非常稀少、珍贵，绝大多数木材产自广西山区，由妇女背出大山，砍成小段后捆成一束，最后销售出去。

当船夫把缆绳放到岸上晾晒时，有些在附近游荡的人发现了"洋鬼子"，就捡起木棍扔向河渡，力量大得把船上的木板窗户都打塌了。我们这些妇女儿童，包括伊迪思和西奥多，连忙挪开船板逃到船的底部。幸运的是，富尔敦及时回来制止了这群暴徒，并吩咐伙计把船划到河对岸。

---

①　根据当时美国驻华公使的信函可知，富尔敦一家及富马利是在1887年试图重新回到桂平。详见颜小华：《美北长老会在华南的活动研究（1837—1899）》，暨南大学2006年博士论文，第137—138页。

②　指嘉约翰医生的第三任妻子马撒·诺伊斯（Martha Noyes）。马撒·诺伊斯1873年与另一位女传教士克劳露茜来华协助妹妹那夏理管理真光书院校务，专理宗教事宜。1886年马撒·诺伊斯与嘉约翰医生结婚，之后她离开真光书院，辅助嘉约翰医生打理博济医院事务。详见程强强、夏泉、苟万祥：《真光书院校祖那夏理》，暨南大学出版社，2012年，第48页。

③　《博济医院百年（一八三五——一九三五）》一书提及富马利等人再返桂平之事，将随行的Dr.Noyes记为马撒·诺伊斯的哥哥那夏礼。那夏礼（Henry Vamum Noyes，1836—1914），出生于美国俄亥俄州吉尔福德。1868年受美国长老会派遣来华。1879年在广州创办安和堂，收徒授课。1888年将安和堂改制为培英书院，主持迁至听松园新址。1891年在培英书院内成立长老会广州中会五支会。1896—1899年任广州格致书院监督。1914年病逝于广州。详见周川主编：《中国近现代高等教育人物辞典》，福建教育出版社，2018年，第705页。那夏礼照片请参看附录三之图8。

经过商讨，我们认为现在并不是返回广西的合适时机，但这不影响我们可以经常来这里进行短期活动，直至可以再次安全地和欢迎我们的人在一起。随后那些欢迎我们的人前来邀请我们留在桂平，但我们不想让弗洛伦斯和小孩们冒险，所以决定和那夏理博士、嘉约翰太太一起乘坐河渡返回广州，剩下富尔敦和嘉约翰医生在这里继续观察一段时间。

我们穿越了一个又一个的城镇，大约走了一半水路，由于船夫不了解河道情况，我们乘坐的河渡触礁沉没，船上所有的医疗设备、卧具、衣服全都沉到河底。就在我们的河渡沉没之时，富尔敦和嘉约翰医生坐上了另外一艘小船开启了他们愉快的返程之旅，结果我们只比富尔敦和嘉约翰医生稍微提前一点到达广州。

澳门

主教沃伦（Bishop Warren）游览广州时曾亲切地向我们传道，他说："在我们准备好从事伟大事业前，上帝已经给了我们很多磨难。亚伯拉罕不是一开始就准备献出以撒。上帝召唤他离开他父亲的房子，前往一个奇怪的国度，这是上帝最开始让他做的，尽管他不能理解其中深意，他还是照做了。他的灵魂太过渺小，还没有长大。摩西离开法老的王宫，在旷野漂流40年，之后才成为以色列民的领袖。"

11月，我们迎来了穆奇莫尔博士和他的太太（Dr.and Mrs. Mutchmore），还有福勒主教（Bishop Fowler）。福勒主教跟我们说："伟大的人都能保持自我，但不以自我为中心，我们需要的不是速度，而是完美。"

富尔敦和我去了一趟长洲，那里有两所学校正在兴建。

11月

这个月的社交活动是我们领事的女儿——西摩小姐（Miss Seymour）举行婚礼，由于我们过于沉迷工作，以至于忘了在婚礼前为美丽的新娘装饰教堂。

11 月，富尔敦在梧州为两名皈依者施行洗礼，其中有一名受洗者拥有秀才功名。

12 月，我被邀请前往距离汕头不远的普宁，去照护方将军①年迈的母亲。鉴于方言之间的差别，我不知道该如何胜任这项任务。后来我听从建议，邀请一位来自汕头的传教士陪我一同前往，另外还有一支护卫队护送我和我的保姆。我们在香港登上沿海轮船。中国的海岸崎岖不平，充满危险，按照规矩这些庞大的海洋轮船是不能在这里停靠的。航行中，在船板上有一个人摆出一副镇定自若的样子，给我们指出哪些地方最容易出事，船总算有惊无险地抵达。

赖荷夫人（Mrs. Lyall）②是一位汕头的传教士，她非常乐意陪同我一起前往距离汕头 70 英里的普宁。我们乘坐一艘带桨的船，十分舒适地抵达目的地。

这座位于普宁的村庄住着 400 人，全部跟方将军家庭有

---

①　"方将军"指方耀。方耀（1834—1891），又名方辉，字照轩，生于广东普宁县洪阳（今普宁市洪阳镇），出身行伍，以剿太平军发迹，官至广东水师提督。富马利受邀为方耀母亲治病的消息也见载于当时的报道，报道截图参见附录三之图 10。

②　《民国广东商业史》记载："19 世纪末叶，汕头教会医院的医生赖荷夫人（Mrs. Lyall），也是位传教士，见女教徒经济自立能力弱，于是召集了一批妇女，教她们做抽纱工作，产品都运到美国出售，将利润的一部分给女工们，一部分用于兴办教育"。详见黄增章：《民国广东商业史》，广东人民出版社，2006 年，第 21 页。

亲属关系。①他那可敬的母亲今年已经 80 岁了，有 7 个儿子，每个儿子都娶了很多妻妾。我们到达时，所有的儿媳都被带到这位老母亲的房里，在场的还有 40—50 名孙子，以及照顾他们的保姆、女仆等。

我们受到相当高规格的接待，方将军在这个国家地位崇高，拥有生杀予夺的权力。他曾经斩杀 5000 人，周边的民众都很害怕他，所以本地没有医生愿意给他母亲治疗，而且还发生过病人病死、医生被处斩的事情。据说他敌视基督教，所以在他管辖的区域内没有任何传教活动。②

我走进房间，方老夫人端坐床上，左右两边各有一名仆人搀扶着。她穿着一件深红色缎面的貂皮斗篷，神态端庄，和颜悦色。接下来的日子里她一直安静地接受治疗，身体逐渐恢复。

我还受邀拜访方夫人次子的正妻。我们在方府前后待了 13 天，其间最重要的是不断学习如何赞赏和喜爱我所遇见的一切。赖荷夫人则夜以继日、尽其所能地阅读和跟人交谈。

---

① 此处村庄指方耀家族所在的德安里。德安里位于今天普宁市老县城洪阳镇的东南侧，是方耀与其兄弟子侄营建的府第式村落，始建于同治七年（1868），光绪十六年（1890）建成。详见《广东古村落》，华南理工大学出版社，2010 年，第 195 页。

② 陈荆淮在《方耀事略》记载方耀清理"教民"之事："自西洋列强的大炮轰开中国的大门后，基督教在中国得以迅速传播，许多乡民纷纷依附，其中大多是借此逃避官吏的欺凌，但也有借洋人势力而胡作非为的。因为有洋人撑腰，地方官吏对这些人都束手无策。方耀可不管'教民'不'教民'，想抓就抓。洋人说情也好，抗议也好，他都无动于衷。重治了一批，又强令万数千人退教，以便地方官吏也可以照章管理。因为没有烧教堂、杀洋人，算不得国际纠纷，而且他对洋人还是以礼相待，洋教士虽气，也只好干瞪眼。"见《汕头文史 第 6 辑》，1989 年，第 132 页。

周边村落的病人也被允许前来接受我的治疗，我一边治疗这些病人，一边向他们传播福音。

我离开时方将军一家由衷地向我表示感谢，除了各式礼物，方将军还给我两块金牌，他甚至表示如果我能够留下来，他可以划定一块土地让我们建教堂和医院。然而我此行的目的已经达成——那就是减轻痛苦、传达福音。既然已经驱除了偏见，这里的传教工作还是留给那些能讲汕头方言的传教士吧。

如果你知道金牌上刻的文字可能会非常高兴，这些文字大致意思是：当我感知脉搏跳动时疾病就已痊愈，如同朝露遇见太阳。这是何等崇高的评价！

假如方夫人病逝，方将军就要为她丁忧三年，所以他在母亲病好后就回到普宁大摆筵席。朝廷也送上祝福，并赐予玉石、丝绸。

我们回到广州后，方将军还亲自前来拜访，他允诺我可以选择任意一个地方兴建医院，他会亲自监督，保证医院落成。但一名年老的传教士告诉我，假如我真的选定了地方，那就意味着原来的土地所有者会被勒令放弃该地的所有权，他们会对我们更加恨之入骨。

1889年1月

2月时我们前往梧州，富尔敦在那里为他第一位广西籍的皈依者洗礼。到了6月，我们在河渡里贮藏了航行1000英里所需要的物资，准备前往毗邻东京的龙州①。东京如今是法

---

① 龙州即今广西壮族自治区崇左市龙州县。1887年6月中法订立《续议商务专条》，规定开辟龙州为通商口岸，允许法国在龙州设立领事馆。

属印度支那一部分①的一个省，按照中法条约，龙州成为通商口岸。此行是想了解龙州是否适合传教。

河水水位较浅，水流并不算大，河床中有很多锯齿状岩石伸了出来。在很短的时间里，我们看到 9 艘沉没船只的残骸。有时我们会花一整天的时间穿越急流，就像正在穿越沸腾的火焰。在桂平之外的一些地方，各种黑色的、垂直的、低矮的山脊组成了千变万化的景象。

有一天，在河流的某个拐弯处，我们看到一座建在陡峭山峰上的寺庙。当我们缓步向寺庙攀登时，发现寺庙最前方的一座建筑里，很多随从正在为晚宴准备祭品，在该建筑的高处安放着一尊佛像。我们继续往前攀登欣赏美丽的山色，看见山脚处有一群雀跃的女子正从一艘船里走下来，准备前往寺庙，晚宴应该就是为她们准备的。她们不经意间看见"洋鬼子"，立马向水手发出惊叫，让他们赶紧把船撑到对岸。她们用自己那可怜的三寸金莲在田野里"飞速"奔跑——或许她们的速度能称得上飞速奔跑吧，似乎在她们眼里，我们是令人惊悚的老虎。

这里确实有很多老虎，我们曾经看到过一匹被老虎吃掉一半的马，那是一个血淋淋的场景。在沿途路过的一个村子里，我们看到一张告示，说有一名妇女失踪，很有可能是被老虎叼走了。我们经常看到排成长队的妇女们背着成捆的草、树枝或木材从山区走出来，因为老虎时常躲在草丛里，等待这些妇女路过时突然跳出来逮住队伍中最后一名妇女。

这些老虎有可能来自印度、西伯利亚或蒙古。我们路过的一些地方会专门设置捕捉老虎的陷阱：挖一个 20 英尺深、

---

① 法属印度支那是 19—20 世纪间法国在东南亚中南半岛东部的殖民地，范围大致相当于今越南、老挝、柬埔寨三国。

4英尺宽的洞穴，然后用一个弹簧盖盖住它，盖子上铺满树枝，在陷阱旁边附近通常放一只小狗作为诱饵。当老虎扑向小狗时，盖子就会陷进洞里，然后迅速弹回，这样小狗能毫发无伤。杀死老虎的方式多种多样，最常看到的是将老虎淹死，只是为了得到一张完整的老虎皮，富尔敦就曾花5美元买了一张大约9英尺长的老虎皮。

一天晚上，富尔敦坐在船板上，突然听到老虎的吼叫，有人在甲板上放了一条狗，一只老虎从远处注意到它并逐步逼近。在老虎来到岸边之前船家急忙把船划到河流中央，那只老虎蹲在岸边一直盯着我们的船，直到天明。

还有一次，富尔敦路过一条宽阔的峡谷，水流从这条峡谷流向一个宽阔的平原。听说曾有一名男子在平原上搭建一个临时帐篷，喂养数以百计的鸭子，一天晚上老虎冲进帐篷里抓住那名男子，并将他叼走。

旅途中，我们还看见过一座牌坊，那是用来纪念几位丈夫去世后拒绝再婚的寡妇。当地人认为这些寡妇值得尊敬，所以将她们的名字刻在这种石头建筑上让大家永远铭记。

一路上富尔敦抓住所有时机传教。尽管当地人的口音和广州话并不一致，但是船上的人还是能够理解他所说的话，福音在集贸市场得到广泛传播。

每次我们沿着河岸行走，周边田地里的人们只要看见我们，就会迅速跑过来盯着我们。我随身携带一沓漂亮的图卡，每张卡片背后都有一首中文诗歌。我告诉那些盯着我们的村民，谁要是能读出卡片背后的诗歌，那张卡片就会归他所有。看到我给了他们的第一张卡片后，他们更加兴奋，但又不敢靠得太近，害怕我会使用诡计把他们引诱过去，然后实施抢劫。他们大声叫喊着："番鬼，俾个我啦！俾个我啦！"意思是："洋鬼子，给我一个！给我一个！"甚至还做出准备冲过来的姿势：双臂张开，一只脚充当支架，另一只脚向前迈出。

我对他们说："你们应该有礼貌地向我请求，我才会每人给一张卡片。过来对我说：'医生，请您给我一张。'"后来，有一个人在犹豫片刻后向我走来，用害怕而微弱的声音礼貌地向我请求。我拿出一张卡片时，他差点失去勇气，想要逃走，但最终还是在成功拿到卡片后跑开。其他人看见他毫发无损，也向我围过来。他们是如此地渴望，有些人甚至都忘记该说什么，只会说："洋鬼子，请给我一个洋鬼子图卡！"

在一些村落，我有时也会通过派卡片的方式来帮助女性克服对我们的恐惧，很多妇女会背着她们的小孩来到我们身边，只为拿到卡片。

我们经常在村子里看到一种引人注目的标识物——高高的旗杆，接近顶部处有一面旗帜。[1]这是专门为有秀才功名的人而建立的标志物。[2]通过这些标志，他们作为士绅的地位就能得到彰显。有时我们也能见到类似的标识物，用来表彰获得举人功名的人。

我们花费了大概五周时间抵达龙州，法国领事和他的助手在他们的"神殿"里以极大的热情迎接我们，大家共进晚餐。由于龙州作为口岸才刚开放，法国领事建议我们过一些时候再来传教。

我们返程时雨季已经到来，水流异常迅猛，当我们抛锚登岸或进入村庄时，富尔敦总是抓紧时间向人们传教。

1889年

---

① 指用以彰显科举功名的旗杆夹。

② "科举时代，若考中了秀才，就算入了学，便可回乡祭祖，在祖祠门口竖桅杆，大排筵席，费用由公尝费开支"。见广东省地方史志编纂委员会编：《广东省志　风俗志》，广东人民出版社，2002年，第111页。

第三章　最后的医院

在一篇刊登在美国报纸上的文章中，我的兄长提及："在中国，上至皇帝，下至最贫穷的乞丐，都对偶像充满崇拜，我曾游历过数以百计的城市和村庄，没有哪个地方不建神庙，哪怕是最简陋的泥屋，都会有一个小神龛。"

数以百万计的人供奉石头，仅仅是因为这些石头与人的形状相似。田野里巨大的石制祭坛随处可见，人们在祭坛前跪拜，并向丰收之神进奉祭品。一些沿河分布的庙宇被认为具有某种独特的力量，路过的船夫都会上香和燃放鞭炮，甚至上岸拜祭，向神灵祈求一帆风顺。

所有这些行为的背后都是为了追求世俗的利益，一天晚上有人对我说："如果不进行祭祀，你永远都不会遇上好运气，也不会成功。"人们祭祀的目的是为了追求自我利益、平息对未知的恐惧、避免触犯神灵。

根据保守估计，整个国家在偶像崇拜上投入的花销不低于3亿美元。所有寺庙的花销加在一起接近8亿美元，另外还有大笔的钱会用于维修或建新的寺庙。

我曾经读到一份来自梧州——广西的大城市的报道，我把它翻译如下：

我们虔诚地宣布，观世音娘娘给我们启示，教导我们如何躲避瘟疫。

本年 3 月 22 日，贵州省梵净山①某座寺庙里，钟鼓突然无缘无故地响起，观世音娘娘的神像处传来这样的声音："今年虽然五谷丰登，但人畜会遭受瘟疫，接下来 10 个月会有很多人死亡。如果你知道这个消息却不告诉别人，就会口吐鲜血，并且担负 10 倍的罪孽。如果有人相信这个消息并且表现良好，你就能逃脱这场瘟疫。今年 8 月 25 日 12 点，观世音娘娘会送来一股逆风，当你感到疼痛时立刻用红墨水在黑纸上写下这三个字符，把这张纸烧掉，将燃烧剩下的灰烬倒进一杯酒中喝下去，疼痛就会消失。"

昨天晚上，我参观了一个位于岛上的寺庙，这座岛上有五千居民，寺庙里的一尊神像旁有很多蛇，我被告知有神灵附着在这些蛇上，人们敲响寺庙前面的钟，是为了召唤神灵前去享用米饭，到了早上，寺庙的僧人会敲鼓唤醒这些神灵。

这些行为的文化根源来自印度。他们完全不知道该崇拜真神，也不知道要通过自我牺牲来救赎，更不知道如何实现永生，就如同他们对毕达哥拉斯②哲学的无知一样。偶像

---

① 梵净山，位于贵州省东北部。据考证，早在元代末年佛教就已经传入梵净山，至万历四十六年（1618）明神宗敕赐梵净山，梵净山遂成为贵州第一佛教名山。至清代，大小寺庙遍布全山上下，梵净山成为一方信众朝拜的圣地。详见黄尚文：《梵净山佛教文化研究》，巴蜀书社，2012 年，第 1 页。

② 毕达哥拉斯是古希腊著名的数学家和数理哲学家，认为数学原理可以解释世界上的一切事物，并建立了对神秘数字的崇拜和禁忌。

崇拜让这个国家陷入黑暗，阻碍了它的进步，泯灭了它的创造力，吞噬了它进步的源泉，并让它在绝望的泥沼中匍匐前行。我们相信，偶像崇拜终将消失。

旅途中只要遇到水源，我们就会把所有的水罐都装满，如果不这样做很多时候就只能喝河水。一天，伙计们告诉我们前面有一处优质的泉水，我们赶紧清空所有水罐，把船划到一片树荫之下，这片树荫把岸边一处陡峭的山坡完全覆盖。在那里，我们听到流水落下的声音，距离足够近时我们把自己的杯子装满并大口地喝了起来，并且将每个罐子都装满，然而再把船驶离那一片树荫。当我们重新回到河中央，回头看了看伙计所说的"泉水"，其实只是灌溉过稻田的水。

一天，厨师从城镇带回来一袋面粉。能在深入内陆几百英里的地方找到面粉，我们感到非常惊喜，第二天一早大家非常用心地享用了他给我们做的可口的烤饼。我的房间和厨房仅一墙之隔，墙上有一个裂洞。到了第三天早上，我起床穿衣服时，不经意地从裂洞看了过去，发现厨师正在忙着从给我们做烤饼的面粉里挑出象鼻虫。

我们尝试着让河渡免受蟑螂、蜈蚣和老鼠的困扰，但一天晚上仍有一只老鼠从我脸上爬过，最后费了九牛二虎之力才把这只老鼠从我的蚊帐中赶出去。在我的蚊帐里还发现过一只小蜘蛛，有时候我们会发现硕大的蜘蛛，"男童"有一次在地板上就曾抓住一只长达 8 英寸的蜘蛛，当时它正向我们迅速爬来。

1887 年，正当我们等待合适的时机重返广西时，我在广州内城开了一间药房，这间药房和我们的三支会堂①连在一起。在药房里，我每周都要花上两天时间为无法支付医药费的病人免费诊治，旁边那个安静、整洁的小教堂成了候诊室。有时候诊室里会超过 200 人，其中有一些人是陪伴病人前来的，他们候诊的时光就是我们传播福音的好机会。

我们会邀请他们都回来参加周日的礼拜，由于治疗的缘故，他们往往会在这里待上至少一周，对这里的恐惧也因为熟悉而逐渐消失。他们进入教堂时会完全沉醉在引人入胜的故事中，甚至忘了他是中国人而我们是"洋鬼子"。

一个周日，我聆听一位中国传教士的传道。他说："现在我们可以说，耶稣和富马利医生是不一样的。耶稣大人讲一句话就可以治好别人的眼病，而富马利医生还得通过药物。"对他的这番话，我感到非常惊讶。

在另外一次活动中，一名卖橙子的妇女带着橙子前来教堂聆听布道，刚好旁边有另外一名妇女带了些铜钱（15个铜钱相当于我们的 1 分）在身上，于是后者挑了一些橙子给自己和她的孩子。

---

① 美北长老会清末在广州建有的支会包括：1862 年建立的一支会（逢源堂前身），1872 年建立的二支会（仁济堂前身），1881 年建立的三支会（中华堂前身）、四支会（双门底福音堂前身），1891 年建立的五支会（芳村堂前身）、养济支会及黄沙堂（详见田丰、林有能主编：《岭南记忆》，暨南大学出版社，2016 年，第 80 页）。其中，三支会堂原址位于今解放中路西侧陶街北边（此据卓稚雄：《广州历史地理拾零》，广东人民出版社，2018 年，第 66 页）。在清末《广东省城图》中，明确标出了长老会三支会堂的位置，参见附录三之图 3。

赖马西医生已经返回美国度假，[①]我需要去嘉约翰医生的医院接管她的工作，我的工作量也因此大增，幸亏有梅阿贵做我的助手。你应该还记得，我在桂平时，她也在我身边。她的出生地距离广州有 600 英里，她在家里排行第三，亲生父亲有好几名妻妾。8 岁时她的父亲因为赌钱而倾家荡产，妻妾和儿子们都被遣散去各自谋生，而女儿们全部被卖掉抵债。一名男子用 28 美元把阿贵给买了下来，两年后她以 50 美元的价格被转卖，从此她就和家人失去联络。后来被带到广州，18 岁时被以 80 美元的价格转卖给 How 先生[②]，并与他成婚。又过了两年，How 先生在加利福尼亚州去世，阿贵被送到学校，成为一名基督徒，跟嘉约翰医生学习医学。在跟从嘉约翰医生学医前，她甚至从没见过女医生。

学业完成后，她成了嘉约翰医生的妇科助手，并和我们一同前往桂平。从桂平返回广州后，她找到了亡夫的家人，当时这一家人生活贫困，丈夫的叔叔为吸食鸦片把家里所有值钱的东西都卖掉了。婆家人发现阿贵一文不名，就狠狠地虐打了她，还强迫她供奉丈夫牌位，为牌位上香。阿贵坚决拒绝这些要求，她丈夫的叔叔则想着把她也卖掉换钱。

---

① 《博济医院百年（一八三五——一九三五）》第 149 页提及赖马西两次休假的情况称："1890 年她回美国作非常必要的休息，在此期间富马利医生在医院的女病区协助工作，直到她于 1891 年 1 月回来。赖马西医生在九月回到中国，在医院工作到 1897 年再次赴美，逗留两年后，于 1899 年回来时，辞去了博济医院的工作。她第二次离任休假时，仍由富马利医生代管女病区，使这项重要的工作得以延续，不致中断。"富马利此处说的究竟是赖马西休假中的哪一次，目前仍无法确认。

② 姓氏不详，待考。

阿贵从婆家逃到她的牧师那里，牧师建议她和一位基督教徒结婚，这位基督徒就是刚从檀香山回来的梅先生。阿贵的前婆婆发现她逃走后立刻召集族人，带上锁链，试图强行把她从我们的药房抓回去。我们的领事派来士兵保护药房，并驱散这些暴徒，这个可怜的姑娘被迫两次面对这些暴徒。

我向你详细讲述阿贵的故事，是因为她的故事在这片土地上非常普遍，有很多很多可怜女孩都曾遭遇过。

博济医院附近发生了一场凶猛的大火，所有的病人都被疏散，我们也不得不将东西打包离开。在医院附近的德国院落①里，所有人也都离开了房间。这座城市如此拥挤，街道如此狭窄，一旦发生火灾，威力将十分惊人。火灾区域内，一名裹脚的妇女就如同一名婴儿那样无助，除非有人把她背出来，这也是盗贼们趁火打劫的绝佳机会。我呆在房顶上，看着跳跃的火焰持续了一个小时，随后由于风势的改变，危险才被解除。

---

① 应指当时距离博济医院不远的德国巴陵会（Berlin missionary Society）教堂。巴陵会是基督教信义宗的一个教派，总会设在德国柏林。1856年巴陵会何必烈牧师抵达广州，在长堤油栏门建教堂。至1896年，一场火灾把教堂房屋烧毁，教会准备重建教堂。当时先施公司创始人马应彪提出把公司在下芳村购买的地皮与德国教堂油栏门原址的地皮交换。双方达成协议，先施公司在长堤油栏门建商场，巴陵会在下芳村建教堂。详见陈志强：《孙中山与广州德国巴陵会教堂》，载广州市人民政府地方志办公室编：《地方史志与广州城市发展研究》，广州出版社，2013年，第317—319页。长堤先施公司之旧照，参见附录三之图12；下芳村巴陵会教堂旧貌，参见附录三之图13。

我为教友们在四牌楼教堂里互相认识创造了一个机会，亨利博士讲话结束后大家一起唱赞美诗，在场的每个人都收到一条手帕或一双长筒袜、一块肥皂、一盒糖、毛笔和墨水，随后一起享用茶水和蛋糕。

闲暇的时光，我把惠特尔的《祈祷的奇迹》（*The Wonders of Prayer*）翻译成中文。

1890 年，在华传教士全体会议在上海召开，①能够参与这次盛会是无上的荣耀。戴德生先生②告诉我们，这次会议向 1000 名传教士发出了邀请。鉴于如此强大的力量，他认为福音将会在未来三年内传播至这个国度的每个家庭。

传教士会议结束后，正式召开医生们的会议。医生会议结束后，上海的医生设盛宴款待了我们。

一个人在内地活动，常常感觉压力沉重，但是跟超过 400 名同行交流后，我的压力减轻了，以全新的姿态、更充足的勇气回归到工作岗位。

---

①　指 1890 年 5 月在上海举办的第二次在华新教传教士代表大会。出席大会的代表有 446 人，来自 37 个不同的宗派和差会。大会讨论了《圣经》翻译出版、妇女问题、帮助孤儿及聋哑盲人的慈善救济工作等专题，回顾新教在华办学的历史，介绍办学状况，深入探讨了在中国发展教会教育的必要性和迫切性。详见肖朗、傅政：《晚清新教传教士代表大会的历史轨迹及其影响——探讨中国教会大学兴起的新视角》，《高等教育研究》2012 年第 12 期，第 84—95 页。

②　戴德生（James Hudson Taylor，1832—1905），英国人，1854 年来华，在上海、汕头和宁波等地传教，后因病回国。1862 年率家眷及男女传教士 16 人再次来华，以杭州为传教据点。1865 年创立基督教新教内地会。总会设于伦敦，在美国和澳大利亚等地设分会。曾多次回国动员并派遣大批教士深入中国内地、边疆和少数民族地区传教，1905 年在长沙辞世，著有《回忆》等。详见陈至立主编：《大辞海（宗教卷）》，上海辞书出版社，2015 年，第 1068 页。

三个药房的工作量也与日俱增。

在广州，我收到了很多要求上门诊病的邀请，有一些邀请是需要我们晚上前往，但城门入夜后会关闭，直到第二天黎明才重新打开，这给我们造成困难。回程时，我们乘坐的轿子偶然会停在一条狭窄的街道上，停放点附近有成堆的垃圾，我们就在那里等候着，一直等到看守城门的人早上过来把城门打开。

在病人家里治疗往往令人难受——因为病人家里缺乏足够的医疗条件，有的病人和家属还非常迷信。有一次，我需要采取紧急措施以挽救一名女性病人的生命，我要求病人母亲在接下来几分钟给予我帮助，但这名母亲非常礼貌地拒绝了我，她说如果她接近女儿，就会给自己的儿媳妇带来不幸。

又有一次，我正在治疗一名年轻的母亲，一名男子突然冲进房间把一个锅扔在地上。我问他为什么这样做，他说这样能驱散邪灵。还有一次，一名男子把房门从房轴上抬起来，连续9次把门砸到地上，他认为这样有助于驱散魔鬼。最让人悲伤的一次，是我发现一名年轻女孩穿上寿衣，被安置在一间空荡荡的房子里等候死亡降临，而此时她的意识依然保持清醒。

我记得曾去救治一名患有白喉病的年轻女子，她穿着寿衣——那通常是由3件、5件、7件、9件或11件刺绣服装组成的，被放在一间空房子的床板上等待死神降临。家人之所以这样做，是因为大家都害怕接触死人。我给她进行治疗后留下医嘱，只要她的家人按照我的医嘱悉心照料，她就可以恢复健康。但第二天一早我了解到，在我离开后不久所有的人都跑了，病人整夜被遗弃在那个房子里直至死亡。

还有一名病人是一名富人的妻子，我进入患者房间时，她躺着的床位于一个豪华房间的中央，身上穿着9件刺花缎面衫（夹克），手指上戴着各种戒指，手腕上戴着手镯，手里拿着一把扇子和一条手帕。把她身上大部分沉重的服饰去除后进行诊断，她完全能理解我说的话。其他房间的门都打开了，每扇都挤满围观的人，我推断这名女士应该最受宠。然而后来发生的事推翻了我的想法，我留下了严格的医嘱，并且特别指出不能再穿戴那些沉重的服饰。我从病人那里离开后没走多远，突然想起我的温度计落在病人那里，赶紧回去拿。我安静地走了进去，发现壮实的女仆正在把所有沉重的服饰以最快速度给病人又穿了回去，第二天一早这名妇女就死了。

我受邀请去治疗一名吸食鸦片的妇女，她吸食鸦片是因为不想再给残酷的主人当奴隶了。她的主人跟我说，之所以想救她，是因为他花了上千美元把她买回来。这名妇女躺在一处冰冷潮湿的泥地上，头发散开来，发尾泡在一锅水里，据说这是要借助"土地和水"的力量来恢复生命力。最终，这名妇女"幸运"地永远逃离了那残酷的主人。

在另一个房间，我遇到一名患有精神疾病的妇女，她被锁在一块石头上，身体躺在冰冷的地面上，一日三餐都是在那块石头上被喂食。由于这里没有精神病院，这似乎是家人控制精神病人最好的办法，有些精神病患者甚至会被装进袋子里淹死。

圣诞节

罗伯特·斯皮尔先生和太太抵达，斯皮尔先生给我们讲解了一段《圣经》："然而我在你们中间，如同服侍人的。"富尔敦和他们一起前往乡村，他们将看到一片广袤的区域，这片区域里有数以百计的村庄。

1897年4月

嘉约翰医生今年已经 73 岁了。在绝大多数人眼中，73岁的高龄对于任何组织而言都太老了，然而他却准备筹建一个精神病院——那将会是这个国家的第一个精神病院。[①]

连续几晚，我都通过房间东边的窗户看到了木星、金星和月亮。这是一道非常美丽的风景，"诸天正诉说神的荣耀"。

11月

有两名来药房求诊的妇女成了教堂的成员——这是我的第一项成果。

其中一名妇女最初来到药房是为了寻求治疗咳嗽的药物，我们把药物给她时，还细心地告诉她如何服用。等病情好转，她又过来要了更多药物，回到家后她认为只吃了

---

① 指嘉约翰 1898 年于芳村创办的精神病院（即今广州医科大学附属脑科医院）。最初的名字叫"惠爱医癫院"或"惠爱医院"。嘉约翰去世后曾改名为"克尔氏医院"（John Kerr's Hospital），但当地人仍然称之为"惠爱医院"。1927 年广州市政府接收后更名为广州市精神病医院。详见梁碧莹：《美国人在广州 1784—1912》，广东人民出版社，2014 年，第 307 页。

一点药物就有所好转，要是一次性把药都吃了就能完全康复，结果她变得奄奄一息。按照惯例，她穿上寿衣，由别人把她抬进空房子，独自一人在那里等死，所有的家人都在外面跪着哭泣。她反而从昏睡中醒过来，开始喃喃自语："我见到天父了，但我不能见到耶稣。"周边的人惊奇地喊道："她正在召唤外国神灵！"她完全恢复后又来到药房，连续几次提到"感谢天父"。

我们给她教导，希望她能够公开信奉她"曾经看不见，现在已经能找到的耶稣"。她像小学生那样被真光书院①接纳，在学习方面进展神速，所以教堂任命她为牧师的女助手。

有6名婴儿死在天主教的育婴院，这6名婴儿的尸体被装进两个布袋，然后交给一名苦力运到城外埋葬。因为帽子被风吹掉，这名苦力放下布袋去捡帽子，恰好一名小孩路过，看见布袋里有这么多死婴，吓得连忙跑开并告诉大人。大人们立即抓住那名苦力，把他和布袋一起送到衙门。随后社会上散布着各种谣言，说天主教徒杀死这些婴儿，目的是拿这些婴儿的眼睛和舌头来入药。紧接着又有人在显眼的地方张贴告示，声称在7月3日这一天要把所有的天主教徒杀死。官员们仔细检查了婴儿尸体后，发现并没有任何损伤，随后发布公告，称这些婴儿都是自然死亡，如果还有人继续造谣生事，就会被逮捕和惩罚。同时，官府认为这次事件非常严重，教堂必须关闭一周。到了7月3日，他们还派了30名士兵来守卫博济医院，英国领事也从香港调来一艘

---

① 真光书院是那夏理在1872年于广州金利埠（今六二三路）创办的广州第一所女子学校，依基督登山训众所说的"尔乃世之光"，定名为真光书院。1878年校址迁往仁济街。

兵船。①

原长老会一支会堂②建于 1862 年，中法战争后教堂建筑被出售，成员也各散东西，我的兄长受命重建这所教堂，经历种种波折后，他在西郊的交通要道上得到一个铺面。③原一支会堂一半的成员响应富尔敦的号召参与教堂重建，其他人有的加入别的教堂。有的前往乡村活动，还有的离

---

① 此段所叙之事当发生在 1889 年。时任两广总督的张之洞在是年八月初六日所上《商定稽查外国育婴堂办法折》中提及："本年五月间，据番禺县人陈至刚赴臬司衙门禀称'东门外淘金坑常有婴孩尸首，由法国育婴堂掩埋，为数甚多。传闻有剜眼剖心之事，虽未目击，究属可疑，难保无残害情弊，恳请查办'等语。当经臬司王之春派委员弁带同陈至刚在东门城缉获挑尸之陈亚发一名，并婴尸七具，即交番禺县讯。据陈亚发供：'系教士育婴堂收养病死往掩埋者。'一时观者盈千累百，势甚汹涌，共抱不平。经番禺县将尸身当众验明，确系因病身死，并无半点伤痕，群疑始释，陆续解散，当令陈至刚具结完案。无如粤省民情浮动，谣言四起，声称洋人残害婴孩凿凿有据，必欲尽杀教士毁拆教堂而后甘心，遍出匿名揭帖，定于六月初八日集众举事。各国领事纷纷照请保护，调拨兵船以备不虞。臣当饬地方文武多方开导，严密预防，各员弁等竭力弹压，幸不致滋生事端，民情渐就安谧。"见《张之洞全集 第 4 册》，河北人民出版社，1998 年，第 687 页。

② 颜小华在博士论文《美北长老会在华南的活动研究（1837—1899)》中详细考证了一支会堂的演变：一支会堂于 1862 年由长老会传教医师哈巴安德初建于西关同德大街。在哈巴安德的主持下，一支会堂曾经颇具影响力。但后来哈巴安德专注于发展格致书院，一支会堂发展大不如前，至 1891 年遂有解散一支会堂的声音。后来虽未解散，但一支会堂也失去了原来活动的福音堂，只能借自理会堂作为暂时聚集之所。1892 年富尔敦从美国回到广州，才开始处理复兴一支会堂的事宜。详见颜小华：《美北长老会在华南的活动研究（1837—1899)》，暨南大学 2006 年博士论文，第 90 页。

③ 租铺面的事情发生在 1895 年 8 月。根据颜小华在博士论文中的考证，两间铺面位于广州西关存善大街。详见颜小华：《美北长老会在华南的活动研究（1837—1899)》，暨南大学 2006 年博士论文，第 90 页。

开了广东。铺面的屋后有一条窄窄的廊道，廊道里有一道
楼梯直接通往楼上，我在楼道下面开了一间小小的药房。
如果我想给病人检查眼睛，可以带着病人来到前门，那里
有充足的光线从天花板的开口处射进屋内。

妇女们逐渐熟悉环境。此外，有些人也回来继续参加周
日的礼拜。很快，我们就因为房屋过于拥挤，而把旁边的
铺面也租了下来。

进行圣餐仪式前，我询问兄长，他是不是想为参与仪式
的每一位成员单独提供杯子，而不是按照惯例让所有人共
用一个大杯子。得到他的认可后，每位参加圣餐仪式的成
员都得到了自己单独使用的杯子。这也是这一批杯子第一
次在中国得到应用。

因为这个铺面已经人满为患，兄长宣布将会新建一个教
堂，在场的人如果能为新教堂的建设做出贡献将与有荣焉。
教会成员无论男女都不名一文，让他们捐款使我的内心惴
惴不安，怀疑能否筹集到 50 至 75 美元。然而不到半小时，
他们就捐献了 800 美元。

那些对我们充满感激的病人不断给我们捐款，我开始尝
试筹集更多的资金来建立一所为女子提供医疗的医院。当
时两广地区的人口已经达到 3000 万，但只有一家博济医院
和两家位于乡村的小医院为他们提供服务。当我们筹集到
了 2500 美元时，就开始寻找一块足够大的地方去兴建教堂
和医院。

广州是一座拥有 200 万人口的城市，繁荣程度和美国的
大城市相当。我们从日常礼拜的地方出发，仔细考察每一
片准备出售的土地，但绝大多数土地的售价都超出了我们
的预算，因此我们不得不越走越远，直至走到了这座城市
的最西边。在这里我们找到了一片开阔的土地，有 200 头

猪正躺在泥泞里，北边的河流上架设了一些矮小的棚屋。每天晚上棚屋里的猪被驱赶出来，养猪的人全家睡在猪圈的上层。西边有一个染坊，染坊后面是一个兵营，每天早晚都会传来大炮轰鸣的声音，东南角则堆满了周边汇集而来的垃圾，传来难闻的恶臭。

土地的主人十分乐意出售一部分土地给我们，尽管这块地方不适合建教堂和医院，但考虑到财力，也确实没有比这里更好的选择了，所以我们就把这块土地买了下来。①

我们建起了一座漂亮的两层砖房，上层的礼堂可以容纳600人，下层有两个舒适的房子，分别给男士和女士使用，后边的两间房子留作药房。建这座砖房的1000美元是纽约布鲁克林区的拉法埃脱教堂的哈斯布鲁克先生（Mr. Hasbruck）捐赠。他们还将捐赠1000美元给我们作为建筑经费。为了防范白蚁，我们花费300美元为这座建筑安装了柚木梁，如果我们今天再建一个类似的建筑，成本将会是当时的10倍。

在落成典礼上，大家都对我的兄长表示祝贺，因为他建成了广州城内最大最好的教堂，这教堂拥有500个座位，

① 买地一事发生在1899年10月。所买的这块地位于逢源大街，即后来柔济妇孺医院、夏葛女医学堂、端拿女子护士学校等三所医学机构所在的地方。

被命名为哥利舒教堂。①落成典礼后，兄长和家人回到阔别
9年的家乡度假，并向教会汇报了医院所需要的帮助，因为
我全程协助了教堂的落成，所以他们也想对我的事业有所
帮助。拉法埃脱教堂慷慨地捐赠了3000美元，但要求将新
建成的医院命名为The David Gregg Hospital。

我开始在教堂南边建设妇孺医院，这是一座三层高的
灰砖建筑。9名年轻女士提交了入学申请，她们都是充满活
力的基督徒。现在我能使用的地方只有哥利舒教堂的女性
招待室和后面的两个药房。我把女性招待室改为宿舍，把
床单挂在竹竿上，作为床与床之间的隔断。

我们有一些图和一个人体骨骼，可以用作医学堂的教
学器材，课本是嘉约翰医生翻译的医学著作。

药房的规模很大，学生们为药房运作给予了实际帮助。
我每次受邀到病人家里治疗时都会带一名学生随行。

---

①　沈彦燊在《柔济医院忆昔》一文介绍"拉法埃脱大院"时提及
哥利舒教堂："就在红荔湾头（今多宝路西端），有一座西洋式建筑的
大楼宇，院内有四季常青的树木，有平整的草坪；院外四周有青砖围墙
环绕。这就是美国长老会（北美）在华南的传教基地，称为拉法埃脱大
院。在大院内最古老的建筑是哥利舒教堂，属美国长老会管辖，它是大
院内最高管理机构"。（《广州文史资料　第45辑》，广东人民出版社，
1993年，第144页）。彭长歆在《夏葛医学院及附属柔济医院群体空间
及建筑形态的历史演进（1900—1939）》一文中提及："第一座建筑于
1900年建成，即哥利舒教堂。该教堂由富尔敦所在的母堂——美国长老
会纽约布鲁克林区拉法埃托教堂（The Lafayette Avenue Presbyterian
Church，Brooklyn，N.Y.）出资建造，并以教堂牧师哥利舒（Theodore L.
Cuyler，1822—1909）命名。教堂坐落在地块北侧，有双塔。其空间方
位的设计符合基督教的礼仪要求。"（《又见柔济》，广东经济出版社，
2020年，第18页）从早期柔济妇孺医院的照片中，可以了解哥利舒教
堂的外貌，参看附录三之图14、图15。

在一份香港的日报上，刊登了这么一篇报道：①

星期三，4月23日，将会作为红十字日被长久铭记。对于广州医疗事业和慈善事业发展而言，这是非常重要的一天，一个新的时代正式开启。这一天充满祝福，这些祝福将会传递给这座伟大城市里的很多妇孺。

迄今为止，对于妇孺的治疗只是现有医院的一个分支，妇孺的治疗方法本就与成年男子有别，且他们的人口数量占总人口的三分之二，所以为妇孺单独开设医院，是正确且十分必要的。

下午2点，妇孺医院开始为病人提供服务，在这一刻到来之前，很多中国的男士和女士齐聚哥利舒教堂，除了美国领事默维德②外，还有广州将军③、广东按察使④、

---

① 这篇报道介绍1902年4月23日柔济医院建筑落成典礼时的盛况。

② 默维德（Robert M. McWade），1903年任美国驻广州总领事，同年6月13日因集款助赈获清政府赠宝星勋章。详见吴翎君：《美孚石油公司在中国（1870—1933）》，上海人民出版社，2017年，第68页；陈悦：《龙星初晖：清代宝星勋章图史》，江苏凤凰文艺出版社，2019年，第234页。另外，1902年奥地利维也纳的拉茨拉格（Adolph Rezlag）医生来到广州，在当地政府和博济医院的资助下，进行麻风病研究和实验，研究和实验的对象是广州东郊麻风院的病人。通过默维德的协商，时任两广总督的陶模在东郊麻风院旁新建了3幢房屋，共有70个房间，可容200名麻风病人。详见《西方医学经粤传华史》，中山大学出版社，2018年，第222页。

③ 广州将军为清朝统率广州八旗驻军的最高长官，官阶从一品，高于两广总督。

④ 按察使为主管一省刑名的最高官员。

南海知县、番禺知县、督粮道①、都统、广雅书院山长②，以及中外其他名流绅士。

在阅读经文和唱赞美诗后，默维德领事在简短发言中追述了医院的发展历史，对医院未来的发展充满期待，祝愿我们很快就能有足够的资金把"猪村"及其他地方全部买下来。

不同教派的人物也到场发表祝词，医学堂的学生唱完赞美诗后，在场的官员和嘉宾参观医院，对里面的设施赞不绝口。

医院的一楼是餐厅和随从的休息室。二楼主要是主病房，配备了费城的约翰·匡威先生捐赠的白色铁床。三楼是单人病房和产科病房。这里的采光、通风及各种设备都是按照最现代的标准来配置。

这家医院开幕时得到这么多的祝福，未来它必定会在提供医疗服务、预防疾病等方面大放异彩。

主持这家医院的富马利医生理应得到最由衷的祝贺，另外我们也得向富尔敦先生和他的太太表示衷心感谢。

广州

4 月 24 日

新医院完工后，我把学生全部安排在三楼的个人病房。随后我给正在美国进行第二次休假的兄长写信，告诉他我现在很需要一栋楼作为学生宿舍。在他的一次演讲中，《韦恩堡哨兵》（*Fort Wayne Sentinel*）的主编夏葛先生一次性

---

① 督粮道亦称粮道，为明、清督理漕粮的官员，掌监察税粮、督押运船等项漕务。

② 广雅书院是 1888 年由两广总督张之洞创办的新式学堂，为今广雅中学之前身。

捐赠 4000 美元作为兴建学生宿舍的经费。

很多人因患上淋巴腺鼠疫而死，香港有 2000 人因此丧生，而广州则有 10 万人死于这种疾病。[1] 官府没有任何建议，也没有任何警示，让居民抓紧用消毒剂清洗他们的房间和街道。而在香港，人们正从每一座建筑中清出一车车的垃圾，当地人对这样的清理非常反感，认为这是外国人对他们生活的干涉。有 9 万人离开了香港，还发布具有煽动性的告示，声称妇女的私人住宅被强行闯入，妇女们被强行拖了出来，喉咙被割破，尸体被扔进大海。

这类谣言传到广州及周边城市，有人喊出"割断外国人的喉咙!"这样的口号，然而两广总督下令禁止这种谣言传播。

然而一则关于"香包"的新谣言又出笼了。香包和香水袋类似，有些人认为只要没有闻到任何难闻的气味，他们就可以躲过这场传染病，我就曾经遇到过鼻孔里塞满布卷的男人。他们不知道的是，即便这样，他们也得用嘴呼吸，传染病依然可能借此侵袭。绝大多数人倾向使用香包，香包成为另一个谣言的焦点，有人说这些香包是由外国女基督徒散发的，闻到这些香包就会立刻丧命，这么做是为了用死者的脑袋来入药。

因为这些谣言，有两名外国女医生受到了袭击，其中一名女医生被拖到垃圾堆，被人用带鱼鳞的脏水泼湿，幸亏一名在海关工作的男子救了她，另外一位女医生则是被一对中国基督徒夫妇给救了。那对夫妇把这位女医生带回自己的家，并阻挡暴徒长达 1 个小时，直到外国救援队到来。两广总督不得不下令让所有的外国医生暂停工作，就连嘉

---

① 此指 1894 年发生在香港、广州等地的鼠疫大流行。详情请参见赖文、李永宸：《1894 年广州鼠疫考》，《中华医史杂志》1999 年第 4 期，第 15—18 页。

约翰医生已经主持了 40 年的博济医院也不能例外。

广州的鼠疫还没消失，新的谣言又继续出现，有人说这场鼠疫是外国人在中国人的饮用水源处下毒而导致，所以外国人没有染病。基于这样的看法，他们拒绝接受任何外国医生的治疗。后来他们发现，接受外国人治疗的病人中有 13 人好转，而接受中国医生治疗的病人只有 1 人痊愈，才逐渐意识到应该清洁他们的墙壁和臭水沟了，还应该请外国医生来帮助他们。

就在瘟疫肆虐时，我们了解到日本正式向中国宣战。[①]

7 月，我非常欣喜地迎接一位专家的到来，她就是宾夕法尼亚州女子医学院的安娜·布罗马尔医生（Dr. Anna Bromall）。

8 月，我们经历了一场地震，地震发生时整个房子都在晃动，把我们从睡梦里惊醒，城里好多房子也坍塌了。[②]

英国领事的妻子告诉我，我在龙州见到的法国领事已经离任，和他的妻子取道西江离开。还有一名海关工作人员从东京路迎接他的新娘到龙州。最终，法国领事和海关工作人员都在乘坐的三轮车里被射杀，这说明龙州现在仍然处于动荡之中，幸亏我们还没有到那里开展工作。

流感暴发导致数以万计的人因此丧生，尽管周边城市源源不断地向广州供应棺材，棺材店也不分昼夜地营业，仍

---

① 1894 年 8 月 1 日，中日两国同时向对方宣战，拉开了甲午战争的序幕。

② 1895 年 8 月 30 日，据两广总督谭钟麟奏，广东潮州府属揭阳、潮阳、普宁等县地震，房舍坍塌，压毙人口七十二名（此据戴逸、李文海主编：《清通鉴》卷 252，山西人民出版社，1999 年，第 8316页）。此次地震对广州也产生影响，相关报道记载称："粤友信云：（光绪二十一年七月）十一日下午时，西关一带地忽震动，室中器物皆格格有声，望见屋宇墙壁随风摇簸不定，人皆惊骇，相顾失色，幸片时即止，庐舍人民克保无恙。"（转引自广东省文史研究馆编：《广东省自然灾害史料》，广东科技出版社，1999 年，第 536 页）

然供不应求。

广西目前的状况依然不利于传教，海盗遍布南中国海，最近有 18 人在香港被处死，随后几天方将军也在广州处死了 63 人。

连州的大门紧闭，10 年来我们一直不懈地叩门，现在门开了，允许传教士入住，从此，点亮世界的真光照进了连州城。

我希望在度假前能让所有工作步入正轨，赖马西医生爽快地答应我，她会在我度假时接管我的工作。

我从一名聪明勤奋的学生那里收到了一件礼物，那是一柄白色的丝绸扇子。扇子上写有一首诗，诗歌的意思或许能让你会心一笑：

> 这是您在中国第 7 个年头，
> 又有谁能够拥有像你那样温柔的心？
> 又有谁能够拥有像你那样高超的医术？
> 广州非常需要你的帮助，
> 天上的天使正在赞美你，
> 你把你对亲人的爱奉献给了所有人，
> 我非常幸运能见到你温柔的脸庞，
> 现在你将要返回你的家乡，
> 希望一路平安。

这将会是我从这边寄给你的最后一封信，我在想母亲和哥哥是不是在家里呢。我仿佛生活在 3000 多年前的世界，"哀悼者正在街上走来走去"，"女人们则一直忙活"，人们"从井里打水"，"乞丐们靠在富人的门口"，"穷人无所不在"。

1890年1月①

———————

① 原书将以上文字归入"1890 年 1 月"，但其中提及的部分史事发生在 1890 年 1 月后。

第四章　医学堂和护士学校

这是从《阿什兰公报》上摘抄下来的一篇报道：

很多读者知道我们最德高望重的市民正准备前往中国（Flowery Kingdom）时，都会非常惊讶。

近50年前，富尔顿太太[①]和她的丈夫——已故的富尔顿将军一起来到阿什兰。在过去的半个世纪里，她是我们这座城市里最著名和最具影响力的人物。她在很多方面都发挥着重要影响，比如说扫除恶习、禁止纵欲、禁止不道德行为，还提倡各种优良道德，以提高我们的生活水平。

作为阿什兰最伟大的法学家和俄亥俄州北部最著名的法律代理人，富尔顿将军将会被永远铭记。他是一个

---

① 即富马利医生的母亲。沈彦燊在《柔济医院忆昔》中记载："富尔顿太太（Mrs. Augusta L. Fulton）是富马利的母亲，她在67岁时（1884年）伴随其女儿来华。她以高年仁慈的心，勤恳地向学生们宣传福音，勉励她们用功学习，关心她们的生活，深受学生们爱戴。她虽然年老，但身体健康、动作敏捷，象男人一样地干工作。至1914年，她已在中国广州持续生活了20年，深深地爱上这个南国城市。她于88岁时病逝，葬于广州外籍人坟场。人们在她墓碑上刻着：'她已不在尘世，但她复活了。'"（《广州文史资料　第45辑》，广东人民出版社，1993年，第156页）。根据《富马利在中国行医的二十五年》，富尔顿太太是在1893年8月1日陪同女儿一起出发前往广州，而非1884年。富尔顿太太照片参见附录三之图1。

威风凛凛的人，身高 6 英尺 2 英寸，肩膀非常宽，同时具备学者、演说家、士兵和政治家的特质。

富尔顿太太在未来几天将会和她唯一的女儿一起前往中国的广州。

众所周知，富尔敦已经做了 12 年牧师，同时也是一项活动的发起人，这项活动号召教会每位成员每周为国外传教事业捐赠两分钱。

富马利医生从事医学传教有 7 个年头了，她第一次休假时①觉得自己的母亲已经 67 岁了，照顾母亲的职责让她觉得应该放弃自己选定的事业，然而母亲却不同意，她宣布将要陪同女儿一起去到她工作的地方。

这的确是一个无私的举动，很多朋友认为富尔顿太太离开家乡，离开这让她安度晚年的环境，离开朋友，离开她的两个儿子，是非常巨大的牺牲。

祈祷者的美好祝愿将会追随着这对信奉基督的母女，她们为天主的牺牲让她们甘愿背井离乡。

1893 年 7 月 11 日

上海海关专员的太太阿奇博尔德·立德夫人②在沙面俱乐

---

① 根据附录一，富马利于 1884 年至 1909 间曾两度返回美国休假，其中第一次休假在 1891 年 6 月至 1893 年 8 月。

② 阿奇博尔德·立德夫人（Mrs. Archibald Little, 1845—1926），原名阿丽霞·海伦·乃娃·毕维克（Alicia Helen Neva Bewicke），是英国商人、冒险家阿奇博尔德·约翰·立德（Archibald John Littte, 1838—1908）的妻子。她随丈夫在华生活长达 20 年（1887—1907）。1895 年，她领导 10 位来自不同国家的妇女成立了一个名为天足会的无教会派别的联盟组织。相关资料详见朱江勇：《论阿奇博尔德·立德夫人来华游记中的中国形象》，《旅游论坛》2017 年第 4 期，第 113—119 页；阿斯金、科尼格编，黄列、朱晓青、毕小青译：《妇女与国际人权法 第 3 卷 走向赋权》，生活·读书·新知三联书店，2012 年，第 834 页。

部礼堂① 发表了关于反对缠足的演讲，英国领事也到场聆听。

17 号，在二支会堂召开了一个大型会议，立德夫人发言，容（Yung）舰长做翻译，现场很多人参加这个名为"天足会"（Tin Tsuk Ui）的组织。②

时任两广总督的李鸿章权倾一时，他管治着这个国家超过 400 万的人口。立德夫人希望能得到李鸿章对天足运动的同情与支持，通过驻香港的意大利领事的介绍，她给李鸿章的儿子——李大人③写了一封信。在李大人的劝说下，李鸿章决定在周一下午 3 点接见立德夫人和我。

———————

① 沙面俱乐部礼堂的建筑于 1999 年被拆毁，相关资料记载其"各柱顶锚接水平放置的工字钢作圈梁，形成钢框架结构，上面再支承木屋架"。见汤国华：《广州沙面近代建筑群》，华南理工大学出版社，2004 年，第 115 页。

② 立德夫人在她的著作《穿蓝色长袍的国度》（*In the Land of the Blue Gown*）中记载集会的情况："一位曾在耶鲁大学学习的中国舰长愿意替我作翻译，听众急切的表情和不时发出的阵阵笑声表明，他的翻译完整、准确。有那么一两次，这位英武的舰长明显地顿了一下，扫一眼教堂屏风后的妇女，他妻子就坐在那。那是广东最富有、脚裹得最紧的女人。不过，舰长还是鼓足勇气，勇敢地翻下去。在我参加过的集会中，广东听众是最活跃的，这一点从他们的笑声中就可看出来。在中国，听众的笑声就是对你的最好评价。会后，男人们都涌上来交上一点钱，领一张表明他们是天足会成员的纸。妇女们挤不进来，只能作壁上观。舰长的妻子瞅准机会，也领了一张，还说她已经不裹脚了。一位 70 多岁的老妇人说，像她这样的年纪，谁也不敢劝她不裹脚，可她还是扔了裹脚布。刚开始很痛苦，可她愿意给别人做榜样，现在脚已经不痛了。我们看到，尽管 70 多岁了，她步履仍很轻盈。"见《穿蓝色长袍的国度》，时事出版社，1998 年，第 305 页。

③ 应指李经方。李经方（1855—1934），字伯行，一字端甫，李鸿章侄子，后过继给李鸿章为子，长期为李鸿章办理外交事务，担任翻译等职。1907—1910 年充驻英公使。李经方照片参见附录三之图 11。

我们盛装打扮，乘坐四人抬的轿子来到总督衙门，首先接待我们的是麦信坚医生①，接着是李大人，最后是由李鸿章本人在客厅接见我们。客厅完全按照西式风格装潢。

78岁的李鸿章外形依然威严而高贵，他穿着一件红色的丝绸衣服，边上有白色貂皮，外面套着一件黑貂皮衫，身上很多首饰，左手尾指戴着的宝石十分夺目，圆帽下部也镶嵌着一圈宝石。

李鸿章、李大人、麦信坚医生、立德夫人和我围着中间的一张圆桌坐下，桌子上放着茶，大约有12名仆人站在房间里伺候。李大人在英国待了8年，所以他能讲英文。

交谈结束后，②李鸿章亲自写下他的名字，承诺会给我们医院捐赠100美元。李大人和马阿克博士把我们送到轿子停放的地方。

美国圣经公会③的海格斯博士④在一次演讲中提及："40年前，传教士们认为，只要一天内有6个人拿起福音书，那这一天就成果斐然。但最近一年，我们圣经公会已经散发了50万份新约和《圣经》，现在我们还会印发广州话版的新约，每份10分钱。"

他还说："之所以如此畅销，原因之一是三年前慈禧太

---

① 麦信坚（1863—1948），字佐之，曾入读香港师范学院、北洋医学堂。曾医治李鸿章的顽疾，深得李鸿章赏识，并协助李鸿章操办洋务。详见广州市黄埔区地方志编纂委员会编：《广州市黄埔区志》，广东人民出版社，1999年，第706页。

② 《穿蓝色长袍的国度》中记录了此次跟李鸿章会谈的经过，讨论的焦点是妇女缠足问题。临别前，李鸿章给富马利创办的医院捐赠100大洋（原文的货币单位为美元）。详见《穿蓝色长袍的国度》，时事出版社，1998年，第307—308页。

③ 美国圣经公会（American Bible Society）于1816年成立于纽约，翻译出版发行《圣经》、《圣经》工具书和辅导材料。

④ 海格斯（John Hykes），美国圣经公会驻华代表，有"译经王子"（Prince of Bible translators）之称。

后六十岁寿辰时，我们给她送了一部包装精美的《圣经》。"①海格斯先生提到李鸿章曾告诉他，在皇宫里曾见到这部《圣经》，毫无疑问，慈禧太后已经收下。

光绪皇帝曾派侍从在北京的书店寻得一套《圣经》的印刷本。然而几天后该侍从又重返书店，说原先得到的印刷本不够好，希望能寻得更好的。另外光绪皇帝又列了一张书单，书单里有 70 本书，并把这个书单交给北京的书店，让他们去寻找。这些书店除了让上海那边给他们印刷这些书外别无他策，但这样将要等上很长一段时间。后来还是上海的传教士把这些书搜集齐全献给皇帝。

我和兄长及他家人在香港的蒸汽船上见面，随后陪同母亲继续留在香港的伦敦会②度过我长达 1 个月的假期。

威尔夫人的小女儿养了一只猴子作为宠物。有一天早上她把那只猴子带来给我看，猴子奄奄一息，头部似乎被什么东西咬了一口。我告诉她应该是被蛇攻击了，要把锁住猴子的链条解开，放到大笼子里加以保护。放进笼子里的

----

① 1894 年慈禧六十寿辰，上海传教士发动全国女基督徒捐资，由美国圣经公会与美华书馆联合特别印制了委办译本《新约全书》，使用了大号字体并活字直排，置于银盒之中，献给慈禧。这本圣经以金花为边，封面为黑色皮面，左上方印"新约全书""光绪二十年岁次甲午"；中间印有"救世圣经"四字，以金片托底。书面四周饰以金边，封面上有代表信徒的鸟儿及象征平安的竹丛细致雕刻；书背为黑字"新约全书"；扉页印有"Imperial Edition"（君王版）及"Printed from the same type as the Presentation to the Empress Dowager"（本版印刷呈献皇太后）。全书共 766 页，重四磅半，至今保存良好。

② 伦敦会全名伦敦传道会（London Missionary Society），属于基督新教公理宗（Congregationalists），建立于 1795 年。伦敦会于 1807 年开始在华传教，在华主要布道站分布在广州、香港等地。罗伯特·马礼逊即属伦敦会。

第一天，猴子的情况有所好转。到了第二天早上，我走向信箱处，恰好看见一条几尺长的蛇正在笼子里试图攻击那只猴子，幸好有一名园丁迅速跑过来把蛇杀死。贝蒂现在非常高兴，因为她的猴子得救了，这条蛇是从笼子的排水沟那里爬进去的。

在香港美丽的蜿蜒小道上漫步让我们心旷神怡，在那里还会邂逅不同差会的成员。

战云再度笼罩在中国上空，①我们被禁止进入广州，所有传教士都收到命令从中国内地撤离。这次严重的事件首先爆发于中国北方，那里的拳民②不仅屠杀基督教徒，还抢掠他们的房屋财产，甚至有官军参与其中，帮助拳民焚烧北京公使馆，杀害德国公使。③各国领事纷纷敦促本国公民赶紧搬迁到安全的地方，广州几乎所有的传教士都转移到了香港或澳门。

最近几周，我们听说在北京的外国人都被处死，也听说有的逃到了英国公使馆，凭借少量食物和弹药坚持了10

---

① 指 1900 年八国联军侵华战争。

② 指义和团的成员。因义和团又称"义和拳"，故名。同时代美国人阿瑟·亨德森·史密斯介绍"拳民"一词的来源称："该社团取名'义和拳'，'义'即正义，'和'即和谐，'拳'即拳头；这一名称隐晦地传达了联手合力的含义。汉语用'拳脚'表示'拳击摔跤'，因此要称呼此社团成员，便没有比'拳民'更为合适的语词了。虽然，最初只有零零散散几个传教士记者使用'拳民'一词，谁知后来逐渐为人们所熟悉，并广为接受了。究其原因，可能是除此之外，很难再造个更好的词了。"见阿瑟·亨德森·史密斯著，桑紫林译：《动乱中的中国：十九世纪末二十世纪初的晚清时局》，上海社会科学院出版社，2019 年，第 68 页。

③ 1900 年 6 月 20 日，德国驻华公使克林德乘轿前往总理衙门，途经东单牌楼时被射杀身亡。

天。随后又有报告传来说英国公使馆里的外国人依然在坚守。①

没有军队能够进入北京，超过 90 名新教传教士、罗马天主教传教士，还有数以百计的中国本土传教士被残酷杀害，慈禧太后和光绪皇帝都已经逃走，②京师处于一片混乱之中。

在广州南部龙江，大量传教士的住所被摧毁，一些人被劫持，一些人则被杀害。

石龙的教堂遭到焚毁，32 名皈依者紧急逃离，除了身上穿着的衣服，什么都来不及携带。接下来的几天，位于东莞的医院、教堂，还有医生的房屋都被焚烧，我兄长在内地建的 10 所教堂也被焚毁殆尽。

南方似乎变得更乱了，一天晚上有人试图炸毁总督衙门，好几个人当场被杀。③

后来各国军队抵达京师，④解救了被围困的外国人，我

---

① 此指 1900 年 6 月 20 日至 8 月 14 日间，驻京清军与部分义和团持续围攻东交民巷的外国驻华使馆。有关此事件的发展，请参见李德征、丁凤麟：《论义和团时期的围攻使馆事件》，《文史哲》1981 年第 1 期，第 32—38 页；蔡晨：《1900 年清政府围攻东交民巷使馆事件》，《北京档案》2018 年第 5 期，第 49—52 页。

② 1900 年 8 月 15 日凌晨，慈禧太后带着光绪皇帝连夜逃出北京，开始了长达一年零四个月的在外流亡生活。

③ 指 1900 年 10 月革命党人史坚如谋划轰炸两广总督衙门事件。史坚如（1879—1900），名文纬，广东番禺人。因愤清廷丧权辱国、专制腐败，立志革命。1898 年入广州格致书院习自然科学，次年至香港会晤陈少白、杨衢云等，加入兴中会。旋即东渡日本访孙中山，倾吐胸臆，指陈大计。1900 年，为配合郑士良在惠州发动起义，他掘地道轰炸广东抚署，谋炸署两广总督德寿未遂。被捕后，遭酷刑逼供，坚贞不屈，于 1900 年 11 月 9 日遇害。

④ 1900 年 8 月 14 日，八国联军攻入北京，围攻东交民巷事件遂告一段落。

们逐渐恢复了在广州的工作，似乎所有事情都开始回归正常。

我在一些房子里看见了放置着尸体的棺材，它们放在那里已经超过一年甚至更长时间了。[①]一条管子从棺材板处伸出，一直延伸至屋顶。经过询问后我了解到，这是因为风水先生还没有找到合适的"风水宝地"。有些棺材甚至会被一直放置在露天的地方。

埋葬死者会让很多家庭背上沉重的经济负担。"对逝者不恭，或者忽略了对逝者的祭祀，会招致逝者的愤怒，引发逝者对生者的报复。"[②]因此，每年为祭拜逝者而投入的花销，平均达到 1 亿 5000 万美元。

我的兄长和家人结束休假返回广州后，搬到了位于花地[③]的新家，由于我全部的工作都在城内，所以每天要花大量的时间往返于珠江之上，尤其是在暴风雨肆虐的季节，横渡珠江充满危险。一天晚上，我结束一天的工作，叫了一只舢板返回花地，乘客坐在舢板前面，水手在后面用力划行。当我们行驶到宽阔江面[④]的中央时，水手说继续前进非常危险，所以他又开始往回划。

天色黑暗，江风强劲，江面上已经看不到其他船只，但

---

① 富马利看见的是临时停放遗体的义庄。相关文献称："广州在 20 世纪 50 年代之前，历来都有停枢的地方，分两类。一类是给主家租用的庄房，……另一类是不收费的地区性'义庄'，停放客死他乡待主家认领或准备作公益安葬的棺枢，设施相对简陋些。"见卓稚雄：《广州历史地理拾零》，广东人民出版社，2018 年，第 88 页。

② 此为原文中的一段引文，出处不详。

③ 花地又名花埭，位于广州市西南部的芳村。早在清代以前，就已成为"繁花十顷、果树千行"的花果园地。

④ 此处的"宽阔江面"应指白鹅潭，其环绕沙面，是珠江三段河道的交汇处。

今晚我必须回去，不得不向水手开出数倍于平常的船费。最终有一名水手挺身而出，说他有一艘旧船，哪怕沉了也无关紧要。于是，这名水手勇敢地把我送过河。又有一次，当我们到了河中心，船舱的顶部被吹了下来，我奋力把它抓住并从水里捞了出来。如果我不这样做的话，这艘舢板就会倾覆。

由于我经常要去药房，再加上渡河的危险，所以我必须在靠近教堂的地方有自己的住处，还有一个重要的原因是要逃离那个肮脏的水塘。伊迪思、西奥多、哈罗德、拉尔夫、格雷斯和贺拉斯都曾掉进过那个水塘。

有一天，我们顺流而下，来到几英里之外的岭南学堂①。周边被墓地围绕，学堂正在给墓主家属进行经济赔偿，让家属们把坟墓迁走。那些中国人在每个墓地上方都建造了一个半锥形的土丘，土丘非常巨大精巧。我们回程途中格雷斯在船上打趣地说："我希望我们住在一个墓园里，有很多有趣的东西从墓拱上滑落下来。"

这里没有学校，弗洛伦斯必须承担起教育孩子的职责，加上她要照顾家庭，她没有办法去工作。我的兄长和嫂嫂虽然是基督教家庭，但这个家庭却像一个典型的中国家庭——男主外，女主内。

---

① 岭南学堂前身为格致书院。格致书院创办于 1888 年，校址设在广州沙基金利埠（今六二三路）。1903 年更名为岭南学堂，后又陆续更名为岭南学校、岭南大学。1904 年校方在珠江以南康乐村购下近 200 亩土地，成为岭南学堂的新校址。因传南朝袭爵康乐公的谢灵运曾流寓该地，新校址也被称为康乐园，即今天位于广州海珠区的中山大学南校区。富马利医生参观的是尚未开始大规模建设的康乐园。根据 1917 年时拍摄的岭南大学照片，可知当时校园内的确布满墓地。该年照片请参见附录三之图 22。

有一名中国妇女问弗洛伦斯，她被丈夫打了多少回，弗洛伦斯告诉她："一次也没有。"这让她十分疑惑："这么多年，一次也没有？"

《孖剌西报》上我们读到这么一则报道：

今年广州有两件事情将会被永远铭记，这两件事都与医疗有关。第一件事是富马利医生为妇孺建了一所医院，第二件事是她为中国的女性开办了广东女医学堂。①这两件事能在同一年发生，都要归功于富马利医生。

医院和医学堂都位于广州的最西边，这里是广州居住条件最好的地方。在下午2点开幕仪式之前，这座建筑已经人满为患，估计不下一千人。中国的官员——从总督到高级将领，都派代表参加了开幕仪式。

美国副领事——兰藿恩先生在现场读完经文并完成祈祷后发表演讲："女士们、先生们：此时此刻能在中国第一家女子医学堂讲话，我感到非常荣幸。……这个医学堂是一位美国人捐赠的，这位美国人是长老会的成员。……除了拯救灵魂，帮助那些老弱病残是最大的慈善。把人类从痛苦中拯救出来，是最无上的事业。……广东女医学堂是柔济妇孺医院的附属学校。柔济妇孺医院在几个月前已经开始运作，当时的开幕式在座很多人都有参加。……由于现代医疗知识的匮乏，每天都有上千人死亡。人们早已察觉学习现代女性疾病医疗技术能够给社会带来莫大福祉。……随着时间的推移，医学堂的毕业生会散布到不同省份，给千家万户带来安慰和希

① 富马利创办的女子医学堂开始时命名广东女医学堂，后为纪念捐款建校舍的夏葛先生，更名为夏葛女医学堂。

望，她们的行为完全符合中国礼仪的崇高理想。……富马利医生肩负起神圣的使命，要培养中国女性去参与一项崇高而无私的工作。我现在荣幸地宣布医学堂正式开学，这是一个值得赞扬的慈善机构，希望在座各位能给予它应有的鼓励和支持。……参观了医学堂的新建筑后大家可以享用茶水、咖啡和蛋糕。这座女子医学堂的建筑就像妇孺医院那样，是一座现代化建筑，里面住了13名学生，还有13名申请明年入读的学生。"

12月17日

嘉约翰医生主持精神病院，赖马西医生则对救助、教育失明女孩充满兴趣。她在花地找了一个合适的地方，盖了舒适的校园，① 有100名被她救助过的女孩在这里学习用盲人点字法阅读福音书。

与此同时，有一名传教士热衷于救助那些麻风病人的子女。并非所有麻风病人的子女都会感染麻风病，他们如果能在六七岁前离开他们的父母，就能够避免感染。大概有20名孩子获得救助，他们被安置在一座干净的建筑里，由一名善良的基督教女护士长照顾。这栋建筑由安德鲁·比蒂医生负责。

---

① 指明心书院在芳村花地的校舍。从1891年至1910年，明心书院先后搬迁了八次，先是借用博济医院的房屋，后搬到珠江南岸租用的民房，1895年为避免学生受到鼠疫传染搬到澳门，两年后迁回广州借用真光书院的房舍，后又搬进一位女传教士新盖出租的屋子，然后再度迁往澳门躲避鼠疫，疫情结束后再回广州。1906年买下花地的土地后，限于经费不足只建一层即停工，加盖茅草屋顶后将就使用，直到1910年砖造校舍落成。详见苏精：《西医来华十记》，中华书局，2020年，第275页。明心书院的部分旧建筑今天依然存在，相关照片参见附录三之图23。

目前，广州已经有好几所学校为城里的孩子提供教育。

繁忙的日子即将结束，我正准备去视察一座新建筑，一名中国绅士前来拜访，他的仆人把几个装着银元的草袋放在我桌上。他说，他和另外两名绅士接受劝告要多做善事。本来他们想把这些银元捐给另外一家机构，但出现了阻碍，经过咨询最终决定把这些银元捐给柔济妇孺医院和医学堂。我们清点袋子里的银元，发现它们价值超过 1100 美元。[①]

这些绅士在我们前院搭起了一座阁楼，一幅镀金的图画被用于装饰这座建筑，上面画着一位不知名的神仙。阁楼里放着一张桌子，桌上摆有一个牌位，牌位上写了一位逝者的名字。逝者的亲属及 6 名道士跪在牌位前，祈求逝者能够离开地狱。在确认逝者已经被安全带离地狱后，道士们燃放爆竹、焚烧纸屋。纸屋上写有"地狱门"的字样——意思是地狱的入口。这时逝者的至亲们抓住桌子，欢呼雀跃，祝贺他们的父亲或母亲从地狱升向天堂。

这些道士能获得几美元到几千美元不等的报酬，一个家庭越是有钱，就越会花费更多的金钱和时间去超度亡灵——从 1 天到 49 天不等。这是一种在中国非常普遍的习俗，在广州大约有 2000 名僧人、尼姑或道士。这座城市每年在这类活动上花费大约 100 万美元。

几乎所有让我们到患者家里治疗的病例都是疑难杂症，我们认为当务之急是要有一个产科病房。让我们惊喜的是，来自费城的端拿夫人了解我们的需求后，立刻捐赠了 5000 美元用于建设产科病房。[②]

---

① 根据附录一，此次捐款发生在 1901 年 10 月。

② 根据附录一，端拿夫人于 1904 年向富马利说起捐款之事，当时富马利在美国进行第二次休假。

我们决定在旧兵营的一侧建产科大楼，建筑师是帕内[①]和伯捷。[②]落成后的产科大楼恐怕是广州最大、最坚固的建筑。[③]这座大楼有 4 层高，首层用作办公室、药房和餐厅，第二层用作病房，每个病房都有一个宽敞的阳台。这栋大楼看起来会永远屹立不倒，建筑师希望它能配得上它将要担任的使命。

我想广州没有任何一处地方会像我们拉法埃脱大院那样忙碌，从早到晚这里都充满朝气，那些为医院捐款的人可以感到安慰，因为他们的捐款都被用到了刀刃上。一份香港报纸写道：

当提到柔济妇孺医院时，我们肯定会提到它附属的护士学校。医生固然是我们需要的，但更需要训练有素

---

①　亚瑟·威廉·帕内出生于 1878 年 1 月 5 日，在澳大利亚维多利亚州的季隆长大并接受教育。1895 年，加入帕内父子建筑公司做制图员。1899 年，到非洲、欧洲、美国和新西兰学习建筑，次年回国打理家族生意。仅仅数月后就离开父亲的公司来到中国，一直工作、生活到 1910 年。详见李穗梅主编：《帕内建筑艺术与近代岭南社会》，广东人民出版社，2008 年，第 32 页。

②　伯捷（Charles Souders Paget，1874—1933），生于美国新泽西州布里奇顿，在伯利恒长大，师从得哈伊大学著名顾问工程师梅里蒙（Mansfield Merrimon），曾参与亚特兰大博览会场馆的设计建造。1902 年来华，从事粤汉铁路主干线及三水支线的初步勘测。1904 年与帕内合伙开办治平洋行。详见彭长歆：《现代性·地方性——岭南城市与建筑的近代转型》，同济大学出版社，2012 年，第 122 页。

③　此应指马利伯坚堂（The Mary H. Prikins Memorial），又译作帕金产妇堂，建成于 1905 年，楼高四层，紧贴麦伟林堂南侧，东面是开阔的草坪和运动场，楼内设接生室、诊症室、食物室、病房、办公室、客厅等。详见彭长歆：《夏葛医学院及附属柔济医院群体空间及建筑形态的历史演进（1900—1939）》，《又见柔济》，广东经济出版社，2020 年，第 19—20 页。

的护士。没有专业的护士。医生孤掌难鸣，非专业的护士让病人们吃了太多苦头。在广州，要找到一名全科护士近乎不可能。

为了满足对专业护士的巨大需求，富马利医生决定开设一所护士学校，端拿女士率先响应了富马利医生的号召，为护士学校的建设捐款。

新建的产科病房被命名为马利伯坚堂，用来纪念来自费城的伯金斯太太。在马利伯坚堂的修建过程中，富马利医生厥功至伟，要促成这件盛举必须要有卓越的执行力，就像拉法埃脱大院的创办一样。

最后还要提一句，所有资金都是自行筹集的。

当夏葛先生得知需要再建一栋实验楼和教学楼时，他立即又给我们寄来 2000 美元，一收到款项，我们便紧急动工。

建设大楼时，我利用零碎时间翻译了一些需要的医学书籍，从一篇刊物上我们看到这么一则报道：

富马利医生已经向英国出版协会提供了她翻译的《护理与腹部手术》（Nursing and Abdominal Surgery）一书。这个译本有 72 页，行文采用文言文，按照中国的风格进行印刷，相关术语的翻译遵循着医学术语的翻译要求。这是一份价值不菲的礼物，因为目前我们仅有一部关于护理的书籍，那便是《护理手册》（Manual of Nursing）。

现在，算上教堂、学校、医院、精神病院、盲人院、麻风病院，以及在内地发展的事业，我们觉得在这里已经打下了坚实的基础。

医疗工作是最为繁忙的，嘉约翰医生说在有女医生前，受邀上门治疗的病例每年达到 5000 个，有时我们要同时派出 4 位医生，去病人家里处理疑难杂症。

很多麻风病人也来到医院祈求治疗。一天，一名可爱的小女孩来到这里跟我们说，她母亲要把她淹死在河里。还有一名女孩被丈夫暴打并抛弃而无处安身，只能坐在医院楼梯上哭泣。还有一名女孩前来告诉我们，她丈夫说如果我们不能治好她，她就不能回家。有一名前来求医的妇女，喉咙都被割破了。还有一名妇女的舌头几乎全部被割掉，因为她的主人觉得她常常传播流言蜚语而引起纠纷。一天我们受邀到两名妇女家里进行治疗，她们试图吸食鸦片自杀。

我在城里一户人家治疗病人时，一名妇女晕倒了，我赶紧叫保姆让那名妇女平躺下来，保姆回答："啊！那不行，这是最不能做的事。"她把那名昏倒的妇女拉到一张凳子上，垂直地坐着，并强行往她嘴里塞入干姜。

另外我们还带回来一名女孩，耳朵一直到耳垂的部分都被切掉了，她的主人想要通过这种方式来"惩罚"她。

几乎每一天，我们的内心都充满悲痛，我明白了为什么上帝总是怜悯世人。

位于俄亥俄州的赞斯维尔长老会（Zanesville Presbytery）给我捐赠了 3000 美元，用来建造房屋，以便我能居住在工作地点附近。我到中国以来这个组织一直支持我，不仅给我生活、工作上的必需品，还给了我一个神奇的"袋子"（每天都能从里面抽出另一个袋子），我在这个"袋子"里藏了很多毛巾、肥皂和蛋糕，为医院里的病人带来了诸多欢乐。

我的住所建在原来"猪村"的位置，有 3 层高，每一层都只有一个房间那么深，并带有阳台。我把房子"竖立了起来",使每间房都能朝向南边。①

直至目前为止,我只能让那些由我一手培养出来的中国医生帮助我处理医学堂、医院的事务,其中一位是罗医生②。她 14 岁时和一名素未谋面的男子结婚,这名男子给了她家人 125 美元。婚前这名男子在纽约当了 10 年洗衣工,婚后几个月他又前往纽约,偶然会往家里寄钱。罗医生的阿姨是一名优秀的中文教师,教罗医生阅读和书写中文。将近 16 岁时,罗医生递交了入学申请,成为医学堂的一名学生,并于 1904 年毕业。

我安排罗医生成为学堂的讲师,并担任手术助理。几年后她成为一名出色的外科医生,独立完成了 45 个重症腹部手术,且全部成功。她体重轻于 100 英镑,看上去娇小玲珑,性格恬静,但面对危险时,从未露出过紧张的神色。哪怕面对的是最复杂、最危险的手术,她的手也从不颤抖,她从一众医生中脱颖而出,被任命为主日学校③的校长。

护士培训学校开设后,招收了很多聪明的年轻女孩,她们从没见过专业的护士,也害怕白色的护士服,因为白色在中国意味着服丧。然而,她们想成为"像美国护士"那

---

① 根据附录一,富马利于 1905 年 8 月 18 日搬入新居。

② 指罗秀云(Lo Shau Wan)。罗秀云祖籍广东东莞,1904 年毕业于夏葛女医学堂,是在博济医院习医期间追随富马利到女医学堂的数名学生之一。由于在学期间刻苦勤奋,加上毕业后留在柔济医院工作期间认真负责,医术进步神速,深得富马利的赏识,成为她的得力助手。曾承担起统理两校一院(夏葛女医学堂、端拿护士学校、柔济医院)的重任。详见陈安薇编著:《柔济往事》,广州出版社,2015 年,第 168—170 页。相关照片详见附录三之图 17。

③ 主日学校(Sunday School),指星期日对儿童进行宗教教育的学校,大多附设于教堂。

样的人，所以对新护士服也感到新奇。

一天晚上，罗医生主管的一名护士穿着白色的护士服，手上拿着一个空信封来到我这里。她告诉我，有护士知道她很害怕那种一根手指长的绿色"天蛾"蚕蛹，所以把这些蚕蛹放到一个信封里塞给她。她打开信封时那些捉弄她的护士们围在一旁，看到她差点被吓得晕过去，这些护士都开心地笑了起来。当然，她们只是想开个玩笑，但医院不是开玩笑的地方，这里需要面对生死，我把所有涉事的护士都叫进来，把她们全部开除，自此之后同类事情再也没有发生过。

第一批毕业的护士中有梁小姐①。她能讲英文，同时也上中文课。

一名拥有秀才功名的男子，每个月通过教书能获得 8 美元的收入。女性地位低于男性，主要是因为不能赚钱，所以我想假如做护士 1 个月能赚 15 美元，甚至更多，应该就能提高她们的家庭地位。

沙面是外国租界区，也是欧洲人和美国人聚居的地方，为他们提供医疗服务的医生也住在这里。沙面的医生想从香港调派英国护士前来，却困难重重。听说我们成功培养了专业护士，就聘用了梁小姐来实习。他们对梁小姐的护理服务非常满意，并提高了她的薪资。后来沙面的医生问我是否愿意让梁小姐专门为沙面提供医疗服务，他们每个月能开出 100 美元的薪资，随后几年，梁小姐成为沙面女士们最喜欢的护士。

梁小姐的经历让其他护士觉得，哪怕她们不会讲英文，

---

① 根据广医三院的资料，端拿护士学校 1909 年有一名叫做"Leung Im Hing"的毕业生。

也可以得到每月 100 美元的薪资。至于她们后来的薪资具体是多少我也不太清楚。对于专业护士的需求如此巨大，而供应又是如此稀缺，所以我再也没有就薪酬问题制定任何规则。

当罗医生享受着因才能而带来的荣誉时，她的丈夫突然回来跟她说："跟我走。"罗医生说她需要先跟富马利医生商量，我邀请罗医生的丈夫来我家里商讨，但由于当时正忙于测试，就让他们先等几天。但只过了一到两天，罗医生的丈夫和其他一名男子就抬着轿子前来，要把罗医生强行带走，由于这是违法行为（无论任何目的，进入美国人拥有的建筑，都必须事先得到美国领事的同意），他被逮捕了。经过几天的商讨，罗医生承诺会还清先前她丈夫用在她身上的钱，之后她丈夫给了她一纸休书。

我坚信"上帝想要撮合到一块的，没有人能够拆散"，但我不能相信，上帝会允许如此无助的女孩被卖给男人，成为男人们任意处置的财物。

每个男人的妻子都成了婆婆的奴隶。最近我去探访一个家庭，这家的母亲非常自豪地向我介绍她有 13 名儿媳。我说："啊，你有 13 个儿子！"她更加自豪地回答："我有 3 个儿子，其中有一个儿子娶了这么多个妻子。"说这话时，她把手指指向 13 位儿媳中的 7 位。

第五章　认识与进展

经过 13 次的搬迁，我高兴地住进属于自己的房子，感谢赞斯维尔的女士们给予我慷慨的、充满爱心的、忠实的支持。正如长老会的一份报告引述的富马利医生的话："迄今为止，无论我有多大成就，这都是您的功劳。我从患病妇女的身上摘除肿瘤，让失明的人恢复视力，我给数千人解除痛苦——那都是您的功劳。我让失明的人重获光明——那是您的功劳。我给千万人解除痛苦，那也是您的功劳。我感觉到，您对我是多么地仁慈。我们奉献给您的是——用少量的钱去做几件有意义的事情，去安慰远在中国的姐妹们。我们不考虑回报，我们之所以这样做因为热爱您。敬爱的上帝，您没有让我们一直等到那一天。此时此刻，我们听您在说：'你们怎样待他们中间最小的一个，就是怎样待我。'"

我们创办了一个基督教奋进协会，大约有 20 名成员，我们和城内各教派的女士们进行了一次欢聚，目标不仅是促进各自间的互相帮忙，还得强调日常对《圣经》的学习。

几周前，一位表现极其出色的同事受邀主持集会，她选取的章节似乎与集会主题不符。后来我问她为什么要选这一章，她回答："我本来也没有打算讲这一章，但我忘记了那本作了标记的《圣经》放在哪里，而你给我的那部《圣经》我找不回作了标记的章节了，因为全书太长，我来不及通读，所以决定看到哪章就挑哪章。"

每隔 6 周，我们就会举行一次大型集会，在此之间我们每天都会读同样的章节。

另外一位毕业生在我翻译急需的医学书籍时发挥了极大作用，她在教学、行医等方面的表现也越来越出色。邝富灼博士[①]也成功地向她求婚。邝富灼博士在加利福尼亚州波莫纳学院学习，后来获得了哥伦比亚大学的博士学位。他们两人的婚礼在我家举行，新娘打扮得漂亮夺目。

邝博士在中国是一位名人，他在上海商务印书馆工作，为中国的学校准备教材。他和太太在上海组建了一个传统的基督教家庭，在那里他们对基督徒的影响广泛而深远。

一名毕业生前往上海，开设了一家医院，专门治疗那些因贫穷而无法承担医疗费的中国病人。在那里，她每年都会治愈超过 5 万名病人。

还有一名毕业生得到一个慈善家的邀请，前往他居住的城市。当她抵达时，当地人拿着横幅和旗帜迎接她，这是对一位女性前所未有的礼遇。

另外一名毕业生成为夏葛女医学堂的院长。[②]

一场严重的洪水退却后，数以千万计农民无家可归。一位母亲因为没有抚养能力，带着仅 3 周大的女儿来到广州

---

① 邝富灼（1869—1938），字耀西，广东台山县人。1882 年前往美国，1902 至 1905 年在加州波莫纳学院（Pomona College，1887 年成立）攻读本科，1905 至 1906 年在哥伦比亚大学攻读教育学硕士。1906年回国，1907 年参加考试获洋进士，被清廷录用。1908 年受著名出版家张元济引荐，到上海商务印书馆编译所担任英文部主任，随后一直供职于商务印书馆，直至 1929 年退休。详见杨扬：《文学的凝视》，上海文艺出版社，2011 年，第 333—337 页。

② 指曾任柔济医院妇产科主任及代院长的关相和。

想把她卖掉，而女婴的父亲已经带着两个儿子前往北方谋生。这位可怜的母亲在广州的大街小巷寻找买家，想用 25 分的价钱把她女儿卖掉，后来她决定找个地方将女儿遗弃，她询问路人哪里最适合，路人将我们医院的地址告诉了她。

黄昏时，她来到医院，向我们讲述了她的遭遇。我们把她留了下来，给她安排一间干净的房子，让她一直住到女儿断奶为止。其间她的身体逐渐好转，也聆听到了福音，但她仍然决定回到她丈夫和孩子身边，我们答应收养她的小女儿，罗医生把小女孩带回家，把她当作亲生女儿来抚养。

有一名中风的病人被丈夫抛弃，来到了我们医院，在医院的第一年她甚至不能自己吃饭。曾经得到赖马西医生照顾的一名失明女孩，现在已经成为医院的诵经人，引领她了解耶稣。经过两年的调理，这名妇女能够独立行走并学会阅读《新约》。我们让她成为一名诵经人，面对住院病人和非住院病人时，她都会虔诚地传播福音。

有一天，她的情绪十分低落，她有两个小侄女被抵押给债主，最近债主准备把她们卖掉。当时，如果一个男人负了债，就会把家里的女性送到债主家作为抵押，直到债务还清。如果债务未能还清，那么被抵押的女性将会被卖掉。我派人找到两名女孩的父亲，让他把她们领回。这两名女孩是一对双胞胎，当时刚好 6 岁，她们父亲欠下的 125 美元最终由我来垫付。我告诉这名父亲，我并不是要买她们，他可以把她们带回家，但此后不经我同意，就不能再卖她们了。随后我安排这对双胞胎女孩到基督学校读书，她们向我承诺会成为好学生。

我的前保姆①为了赚更多的钱来照顾母亲和妹妹，从乡

---

① 原文两处提及前保姆，一处称为 A-Hoh，一处称为 Lin-Kum。

下来到广州。因为食物缺乏，她母亲准备卖掉她妹妹，她恳求母亲不要这样做。夏马大医生①听到消息后就为她提供了教育，后来她也在夏葛女医学堂学医，现在已经是一名十分出色、值得信赖的医生。

9月，几位初到中国的传教士来到广州，他们中有被安排到连州的皮尔先生及其太太。在这个距离广州300英里的内陆地区，出现了严重骚乱，一些住在那里的传教士逃到山洞里，暴徒们尾随而至，麦克利太太和她的小女儿艾米、车以纶博士、皮尔先生夫妇都被残忍地杀害。②

兄长和其他几位朋友前往连州，他在信里提到："知县抓了23人，有3人被斩首，这场动乱由一桩小事故引起，当地百姓非常迷信，一个小小的导火索就会引发他们的联想，进而发展成一场骚乱。"

我们的新建筑落成后，来自波士顿的施托伊弗桑特太太（Mrs. Stuyvesant）莅临医院，捐赠200美元用于安装照明系统，印第安纳波利斯帐幕教堂的"富马利姊妹协会"则为医院支付每年的电费。照明对我们意义重大，在夜间时可以为我们驱散黑暗。

---

① 夏马大（Dr. Martha Hackett）为夏葛的女儿，1914年受委派来广州担任柔济妇孺医院院长。此据方志钦、蒋祖缘主编：《广东通史近代上册》，广东高等教育出版社，2010年，第554页。

② 此段描述1905年的连州教案。遇害的传教士名单中的车以纶博士（Dr. Eleanor Chestnut，1868—1905），女，美国伊利诺伊州人。幼失父母，被他人收养长大。从密苏里州帕克学院（Park College）毕业后转芝加哥学习护士专业。1893年受美国长老会派遣来到连州三江设立女赠医所。在她的全力资助下当地创建了女医局博慈医院。1905年在连州教案事件中遇害，葬在连州城外鹅公山，连州市第二中学有其墓碑。见杨振林编著：《北江文化要览》，羊城晚报出版社，2018年，第176—177页。

这两周，富尔敦在乡村为 36 人施行洗礼。

来自费城和纽约的麦克拉肯、斯嘉丽和雷明顿医生在医院主持了一些重大手术。学生们兴趣盎然，她们从未见过男医生做手术，这让我想起了一名在医学堂长大的小女孩，她一直都只跟女医生接触。一天，她被介绍给琼斯医生（Dr. Jones），看了琼斯医生好一会，然后说："为什么他是个男的?"

我们的一位尊贵而能力卓越的医生突然逝世[①]，在逝世前的几小时，她平静地立下遗嘱，回忆她的朋友和亲人，并为一个病室留下 450 美元。

我们刚刚得知厦门的英国长老会遭遇火灾。7月，卫斯理公会的麦克唐纳博士从广州返回梧州时遭遇盗贼攻击，被射杀身亡。目前在南方到处都是这类亡命之徒。

9月，恰逢秋分，香港遭遇凶猛台风的吹袭，上千人失踪，其中就有霍约瑟主教。

我们愉快地参加了阿格纽·约翰斯顿博士在沙面举办的一系列集会。他问道："为什么上帝没有赋予我们更大的力量？是因为我们没有完全按照上帝的旨意去做，我们最应该做的就是不断祈祷。"

我们随后荣幸至极地拜访了达尔文·詹姆斯博士夫妇，他们的到来让我们心情激动。

我们还拜访了来自费城的梅恩博士，他为我们医学堂带来精美的图表。到目前为止中国仍然禁止解剖，这些图表对于教学不可或缺。

对于弗洛伦斯的父亲——塞缪尔·S.维沙德博士的到来，

---

① 此段提及的医生可能是 1905 至 1906 年间去世的施梅卿。

我们满怀欢喜。他年届八旬，是犹他州著名的摩门教徒①。他给我们做了一次有趣的演讲，主要讲述他在摩门教的工作，告诉我们要首先"带上我们的嗅盐"。

如果你还记得我在桂平时的得力助手梅阿贵，你了解到她的女儿阿怜②在学医有成后成为医院的主任和医学堂的教师时，你会非常感兴趣。阿怜丈夫的父亲名叫 Rev. Kwan Loi，曾经前往美国工作。阿怜的丈夫关先生③在加利福尼亚州得闻福音后皈依，想回到中国传教。在广州接受神学训练后负责管理广州的长老会二支会堂，该会堂的会众数量是全广州最多的，这得益于梅阿怜医生和她的丈夫关先生的努力。

现在，关先生是一所中国男童学校④的负责人，学校位于花地。关先生和阿怜组成一个完美的基督教家庭，这对我们医院的很多年轻人起到了重要的示范作用。

---

① 摩门教，基督教分支，总部在美国犹他州。

② 应指梅恩怜。根据夏葛女医学堂的校友录，梅恩怜是该学堂1906 年的毕业生，曾与 1911 年从夏葛女医学堂毕业的关相和在丰宁路创办医务所。刊登于 1939 年的《梅恩怜医师拜访记》提及："梅医生的丈夫曾任中学校长多年，今在教会中服务，他们的儿子遭那不幸而去世。"见梁适岸：《梅恩怜医师拜访记》，《布道杂志》1939 年第 9—10期，第 27—29 页。

③ 关先生应为关恩佐，培英中学第一任华人校长，1918 年真光学校董事会成立后担任第一任董事长。

④ 应为位于花地的培英书院。1879 年，美国那夏礼博士于广州城西沙基同德大街创办"安和堂"，开设蒙学并设英文及数理课。1888 年购置芳村花地 50 余亩的听松园故址为校址，由沙基迁入，改名培英书院。见安树芬、彭诗琅主编：《中华教育通史 第 13 卷》，京华出版社，2010 年，第 2892 页。

关先生的两个女儿都从夏葛女医学堂毕业。[①]其中一位在医学堂当了几年助教,后来又在蒙特霍利约克学院[②]读了一年书,在哥伦比亚大学读了一年。回到广州后她成了夏葛女医学堂的院长。

邝博士和关先生在美国的皈依意味着中国在建立基督教家庭方面有了很大的提升,其改变想必比我们所知道的要明显得多,因为我们看到的只是千万个案中的几个而已。关太太和邝太太结婚时穿着丝绸缎面的礼服,刺绣十分精美,饰以名贵的珠宝,再加上她们乌黑的头发,格外迷人。

医生的流失对我们来说是非常遗憾的事情,我能够应对大多数紧急情况,但无法防范那些想找老婆的男人。因为很多男人渴望娶在读的学生作为妻子,所以我制定了一条严格的规定,任何人都不能打听谁已经订婚。每一位已经订婚的女学生在完成四年学业之前,都可能被未婚夫催促,要履行对他们或其父母的承诺。

比如说,有一名年轻男子写信要求和一名三年级的学生结婚,他在最后一封信里指责我,说我怎能如此忍心让他年迈的母亲无法看到儿子娶媳妇的快乐。然而他那所谓“年迈”的母亲才45岁!

每年的最后一项工作是发放毕业文凭,随后就是新年假期,所有人都会休息,也会暂停所有公务。

---

① 应为分别于 1909 年、1911 年毕业于夏葛女医学堂的关凯熙、关相和。其中关相和曾留学美国,1912 至 1923 年在广东公医院任医生,后在夏葛女医学院任妇科主任、副院长。1933 年起任执行部主席,直至中华人民共和国成立前夕。此据沈彦燊:《柔济医院忆昔》,《广州文史资料　第 45 辑》,广东人民出版社,1993 年,第 144—158 页。

② 也译作霍利奥克山学院、曼荷莲文理学院,位于美国马萨诸塞州,是美国第一所为女性设立的高等学府。

　　我的兄长去上海参加完马礼逊来华百年纪念活动①返回时，些华伦士先生（Mr. Louis Severance）和勒德洛医生（Dr. Ludlow）作为客人随同到访。些华伦士先生热衷于幼儿教育，答应如果我们展开相关工作，会捐赠一栋建筑。他还捐了一笔钱，用于在医院靠近河道处建水泥人行道，让我们出行更加安全。②

　　来自克利夫兰的勒德洛是一位才能出众的外科医生。对我所有的提问，他都耐心友善地解答。他认为我们需要更多仪器，并把相关情况转告些华伦士先生。些华伦士先生表示他会提供一切我所需要的物资。一年后他让他的女婿——担任外科学会主席的艾伦医生（Dr. Allen）前来。亲自观摩这些外科名家进行手术，对于我的学生而言是个非同寻常的机会，她们感到无与伦比的荣幸。

　　一位能力超群的老师——碧卢夫人（Mrs. Bigelow）来到广州，富尔顿太太跟她提起些华伦士先生的承诺，激发了她在我们医院附近开设一家幼儿园的兴趣。让人高兴的是，碧卢夫人请到了能帮助她的人，其中就包括兄长的女儿，刚刚从美国学校回来的格雷斯·富尔顿。

----

　　①　此指 1907 年在上海举行的第三次来华传教士大会。1890 年传教士大会商定于 1900 年召开第三次传教士大会，并成立了通信委员会负责具体筹划工作。由于义和团运动及八国联军入侵等复杂因素，原定的第三次大会也被迫一再延期，最后确定于 1907 年 4 月 25 日至 5 月 7 日在上海举行，同时纪念马礼逊来华传教一百周年。大会借用上海公共租界工部局的市政厅、上海基督教青年会新造的殉道堂、圣三一堂和新天安堂等为主要会场。详见罗伟虹主编：《中国基督教（新教）史》，上海人民出版社，2014 年，第 306—307 页。

　　②　根据柔济医院的旧照片，医院靠近河涌一侧有一条人行水泥道。相关图片参见附录三之图 16。

由于幼儿园老师紧缺，碧卢夫人创办了协和师范学校（Union Normal Training School）。些华伦士先生的儿子和女儿给富尔顿太太寄了1万美元用于新学校的建设，并且要求将新建筑命名为富尔顿楼（Fulton Building）。

富尔敦还继续在乡村传教，一年之内他为500名皈依者洗礼，除了管理位于广州一支会堂外，还兼管25座教堂。

他工作的地方距离广州有115英里，从广州前往那里大半旅程都需要乘船。有一次遇上盗贼，盗贼朝他乘坐的船开枪射击并投掷武器，富尔敦当时正睡在床板上，一根铁棍砸在他的脑袋边。盗贼之所以抢劫这艘船，是因为这艘船上有乘客刚销售完桑叶，身上应该携带可观的现钱。这些盗贼四处游荡，附近绑架案时常发生。

富尔敦利用闲暇时光撰写了一部题为《粤语口语中的进行句和惯用句》（*Progressive and Idiomatic Sentences in Cantonese Colloquial*）的著作，主要是给那些学习粤语方言的学生使用，目前已经更新到第15版。而我也完成了第三部医学教材的翻译。

在原来染坊的位置，我们新建了夏葛堂（Hackett Hall）。

又一年的毕业典礼到来了，有7名聪慧的女生获得了毕业文凭，上面盖有两广总督的印章，总督还送来了三块金表，奖励三名成绩最好的毕业生。[①]

来自香港的Wan医生给了我他的通信地址，介绍他在疾病预防研究领域的丰硕成果，欢迎我们的学生进入这个领域，认为这是缓解中国人痛苦却又常被医学界忽略的关键，这为我们进行开创性研究提供了绝佳机会。

---

① 根据附录二之文献，两广总督赠送毕业生金表之事发生在1907年，赠送金表的两广总督为周馥。

前任驻美国公使伍廷芳先生①在评论里提及"他与这所医学堂意气相投，希望每位女性都能找到和自己能力匹配的工作，彰显女性价值"。

医学堂是一个强有力的媒介，能让这里的人们破除迷信，免受庸医折磨，它声名远播，申请入学的学生远远超过医学堂的容量。

有一位毕业生已经成为了广州一名高官的太太。

香港报纸的一篇社论写道：

位于广州，外表毫不起眼的夏葛女医学堂正在开展一项伟大的工作——举办端拿女子护士培训学校。这项工作将会给中国社会的生活带来深远影响。护士培训学校的建立源于一个鼓舞人心的灵感，它向本地女生传授西医知识，并将她们派往乡村——那里的妇女迫切需要医疗救助。但是乡村社会巫术盛行，西医医护的影响也不能被过度高估。

有一名护士获得了护士学校的毕业证书，能照顾那些生病的姐妹，中国女性以她们细腻的心思、吃苦耐劳的坚韧、敢于担当责任的勇气而著称，因此她肯定能成为一名优秀的护士。

护士培训学校将会为很多在闺房里忍受痛苦的中国女性带来希望，毫无疑问，很多类似的机构将会陆续出现。

---

① 伍廷芳（1842—1922），字文爵，号秩庸。广东新会人，清末民初杰出的外交家、法学家。伍廷芳曾两次出任驻美公使，第一次始于1897年5月，终于1902年12月；第二次始于1908年3月，终于1910年3月。

第二年，两广总督莅临毕业典礼，①亲自把毕业证书颁发给毕业生，这是这么久以来我们第一次获此殊荣。现在，中国所有官员对我们都和颜悦色，就像家乡的绅士那样。

温道台②在演讲中指出，中国女性更倾向于得到女性的服务，每当想到一位不远千里来到中国的外国人建起中国第一家女性医学堂时，他就感到羞愧难当，现在中国人必须竭尽所能地推动这项事业，"将金钱投入医学堂这类机构会推动社会进步，消解偏见，开启改革之路，并引领中国发展"。长老会的远见卓识让这所学校得以创办，这值得祝贺。

下面是有关护士培训学校的介绍：

从提出开设护士培训学校的方案至今不过数年时间，第一位毕业的护士昨天拿到她的毕业证书。

对女医生的需求非常巨大，但对专业护士的需求更甚。无论出多少钱，在广州都很难找到合适的护士，为了满足对护士的需求，富马利医生出力、端拿女士出钱建了这座护士培训学校，所有人都应该为护校的落成感到欣喜。

仪式后与会者参观了两座新建筑，其中夏葛堂由三层楼和一个阁楼组成，里面设有阅览室和实验室，这也是夏葛先生捐建的。

---

①　根据附录二文献，1908 年两广总督张人骏出席医学堂的毕业典礼。

②　温宗尧（1876—1947），字钦甫，广东台山人，1905 年任南韶连道台，奉两广总督岑春煊之命前往处理连州教案，故称"温道台"。参见苗仪编著：《百年粤北纪事》，暨南大学出版社，2017 年，第 52 页。

水位从来没有那么高过，洪水首先从河道漫过人行道，然后涌到我们大院门口，灌入教堂和医院的首层，又灌进厨房。我们只能乘坐小船穿梭于不同建筑之间，在楼下一层的一排排椅子上通过。洪水持续大约一周，这个城市的尽头一端部分被淹没了。

为了对两栋建筑进行重修和装饰，我们不得不在夏天关闭了医学堂，在这个烈日炎炎的"白蚁之乡"，建筑维修每隔两三年就进行一次，这次维修是我们七年来的第一次，总共花费近 1000 美元，超出了我们的预算。

以下是由一名中国人撰写的报道：①

6 月中旬，广东、广西两省遭遇了一次可怕的洪灾，几天几夜的倾盆大雨将东江、北江沿岸很多地区淹没，水位达到 40 至 50 英尺。稻田周边的堤岸全部被冲毁，乡村和城镇尽成泽国，成千上万的民众无家可归，纷纷逃到山区寻求安身之所，忍受着太阳的暴晒和缺衣少食的折磨。有些灾民甚至遭遇打劫，妇孺被暴徒掳掠，痛

---

① 这篇报道描绘的特大洪灾发生在 1908 年夏天，此次洪灾影响的区域包括番禺、南海、清远、香山、鹤山、开平、恩平等县。相关史料详见乔盛西、唐文雅主编：《广州地区旧志气候史料汇编与研究》，广东人民出版社，1993 年，第 153—154 页。时居广州西关的邓华熙在日记中记录称："（光绪三十四年）六月廿一（7 月 19 日）、二日（7 月 20 日），东、西、北三江水涨，因雨日夜倾盆，广、肇向南，番、南海、三水决口围基数十处，以三水为最甚，冲塌房舍田禾，漂没人口财物，不可胜计。省亦当其冲，低处有淹五六尺者，多宝大街上已有水至。"见邓华熙著，马莎整理：《邓华熙日记》，凤凰出版社，2014 年，第 231 页。

苦无以言表。7 月 25 日，一场持续几个小时、威力巨大的台风摧毁了大量房屋、船只，数千民众因此丧生。随后那些充满爱心的绅商和民众在广州建立了第一个义卖市场，在接下来的一周时间很多贵夫人将义卖的商品买走，总共筹集超过 17 万银元。很多政府高官和外国领事都参加义卖市场的开幕典礼，女性在其中发挥了重要的作用。

这个义卖市场设在柔济妇孺医院。夏葛女医学堂正值假期，我们把病人转移到医学堂的建筑里，那座新装修好的建筑也借给义卖市场用了 5 天。

两广总督的妻子花费 1000 美元买了一幅小小的刺绣，一位中国男士花费 1000 美元买了一瓶柠檬水，还有人花 2000 美元买了一瓶汽水，另外有人花 1000 美元买了一小碗意大利面。一幅由夏葛女医学堂学生制作的描绘洪灾凄惨景象的刺绣被人用 1800 美元的价格买走了，还有人用 700 美元买了一杯咖啡，另外有人花 2500 美元买了一瓶苏打水。这些行为触动了大家的心灵，能在一周内筹集 16 万美元一点也不奇怪的。

为了感谢富马利医生把她的医院贡献出来作义卖市场，有人给医院寄了一封感谢信，丝绸织就的信封装着金色的信纸，信封周边还镶上了柚木。这封信的内容如下：[1]

---

[1]　根据信末 "Tung Waa Hi" 的署名，此信作者为邓华熙。邓华熙（1826—1916），广东顺德（今佛山市顺德区）人，字小亦、小石。历任云南池常道、云南按察使、湖北布政使、安徽巡抚、山西巡抚、贵州巡抚等，1902 年因病辞官回籍。宣统三年（1911）广州将军凤山被炸死，他和梁鼎芬主持咨议局会议，辛亥革命爆发后宣布广东独立。

中国历史上有很多美德的故事。

曾经有一位 Yam 夫人拿出大笔金钱，派士兵保护大家的财产免遭火灾和匪患，保全妇孺免遭掳掠，周边区域赖以安宁。到了 Sun Wo 皇帝在位时，有一位 Lau 夫人，因居住的地方经常受到洪水袭击，于是捐献巨资建起了堤坝，保护穷苦人家的田地免遭洪水袭击。

因为为人们驱除苦难，这两位女性得到了崇高的赞誉，每一代人都敬仰她们。

光绪三十四年，也就是公元 1906 年，[①]广东遭遇洪水，为了帮助那些受洪水侵袭的民众，人们开设了一个义卖市场。富马利医生免费提供夏葛女医学堂作为义卖的场地，并把病人迁走，打开大门，拆掉院子围墙，就像前面提到的那两位女性一样，在危难时向人们施以援手。

中国还有很多显赫的女性，但她们没有哪一位能与富马利医生相提并论，她会像 Yam 夫人和 Lau 夫人那样，被我们的后代敬仰、学习。

附录：我今年 80 岁，是光绪皇帝的老师之一[②]，曾任贵州巡抚，我的名字叫邓华熙。

这场台风是这么多年里最严重的。

周一傍晚，我们欣赏着壮丽的日落，它就像是一个荣耀

---

① 此为邓华熙笔误，光绪三十四年实为 1908 年。

② 光绪三十四年（1908），邓华熙获清廷赐封太子少保衔。此据邓华熙本人于光绪三十四年四月十四日撰写的《御赏太子少保衔谢恩折》，转自周仕敏：《〈邓华熙集〉校注》，华南师范大学 2012 年硕士论文，第 92 页。

的王冠，放射出一道道光芒，直达天际，形成一个玫瑰色的圆圈。这似乎预示着第二天会是个好天气，但很快我惊奇地看到黑夜中有闪电劈向海平面。到了半夜，暴风骤起。第二天，台风来袭，我们的三面砖墙都被台风刮倒了，城里到处残砖断瓦，数以千计的疍民溺水身亡，紧接着洪水来袭，冲倒了很多房屋。中午时分，我们的医院也遭到洪水袭击。

6月

9月，医学堂重新开放，我们的学生增加到了42人。

很多流行疾病在城乡蔓延。14号，光绪皇帝去世；第二天，慈禧太后去世①。广州城里张贴的红纸立刻被换成了蓝色、黑色或白色的纸。接下来的27天里，人们不能结婚、看戏和演奏乐器，继任的皇帝是宣统。

---

① 1908年11月14日、15日，光绪和慈禧先后去世。

第六章　最后几年

从 1908 年至 1913 年，除了外国医生在教学、医疗方面给予我帮助之外，我主要依靠的是中国助手。

我们每年都会有一个班毕业，获得毕业证书的学生已经超过 100 人，其中只有 3 人没有成为基督徒，因为她们需要面对家庭的责难，所以口头上没有承认而已，但我从心底里认为她们是相信基督的。

目前还有 52 名女生在医学堂学习，她们中除了有的来自广州周边，也有些人来自边远的省份。受活跃在不同地域、不同宗派的传教士影响，她们信奉不同的教派，夏葛女医学堂因此成了名副其实的联合医学学院。

我十分荣幸且愉悦地先后迎接了很多对医学堂感兴趣的宗教人士——亚瑟·布朗博士及其太太（Dr. and Mrs. Arthur Brown）、来自纽约的福克斯博士（Dr. Fox）、皮博迪夫人（Mrs. Peabody）和蒙哥马利夫人（Mrs. Montgomery）、弗朗西斯·克拉克夫人（Mrs. Frances Clark）和来自波士顿的肖先生（Mr. Shaw）、图恩尼斯·哈姆林夫人（Mrs. Tuenis Hamlin）、来自华盛顿的米尔斯博士及其太太（Dr. and Mrs. J. Mills）、来自新泽西州的图克小姐（Misses Tooker）。他们的到来让我们欢呼雀跃，他们的赞美让我们在未来面对困难时信心百倍。

尽管我们拥有 6 栋必需的建筑和 1 栋给外国职员居住的

宿舍^①，也花了 2 年时间培训了一名新的医生和护士，但就在培训临近结束时他们却选择离开，因此我不得不投入同样的时间和精力去培养其他医生和护士。

克拉克博士（Dr. Clark）来到医院时天气已经变冷。圣诞节这一天，他在城里举办派对，我们则围着炉子生起了火，突然间听见楼上有东西掉了下来，我赶紧派人上去查看。那个男孩回来时脸色苍白，哆嗦着说："房子着火了！"我立刻呼喊医院的人前来救火，住在隔壁的哈里·博伊德医生（Dr. H. W. Boyd）^②也赶紧起来，附近的很多男男女女也赶紧提水来救火。

此时富尔敦刚好回来，帮助我们一起扑灭三楼的火灾。多亏了哈里·博伊德医生和中国职员的迅速和勇敢，火灾在 1 小时内就被扑灭。事后我们发现房子里一根用于支撑屋顶的大梁直接穿过了烟囱。那天我们点着了火炉，炉内的火传出热度把这根大梁点着了。

中午 1 点半，克拉克博士回到医院的时候，晚餐也准备好了，他说派对很成功。

每次从病人家中回来，我内心都充满悲哀，在每个家庭我都能看见缠过足的妇女、患肺结核的病人和吸食鸦片的上瘾者，有时甚至在一个房子里能同时见到三种人。

──────────

① 此指外籍职员宿舍，楼高三层，面对草坪操场，是孙中山视察、历届毕业生举行毕业典礼、学生举行集结活动的留影位置。1924 年被拆除。详见彭长歆：《夏葛医学院及附属柔济医院群体空间及建筑形态的历史演进（1900—1939）》，《又见柔济》，广东经济出版社，2020 年，第 20 页。早期夏葛女医学堂外籍职员宿舍楼照片参见附录三之图 20。

② 哈里·博伊德医生于 1910 年任夏葛女医学堂讲师，1914—1915 年任该校眼科部长。

有一次，我在一个富裕家庭给病人宣讲福音。病人的丈夫静悄悄地走进来，把一张用柚木做成的大曲凳拿走，病人不敢违抗，随后说："他很久之前就这样做了，很快这里什么都没了。"她还补充道："不久他就会连我也一起卖掉。"

在一封公开信里，兄长说道：

我们的船停泊在广西梧州，这个大城市与两广边界还有一些距离。在这里，我们不只传播福音，还治疗病人。一天早上，我在山边散步，无意间走进一个有很多泥瓦房子的村落，几百英尺外就是一条灌溉着几千平方英尺土地的大河，这条大河将会注入南海。

这里没有任何美景，房屋的墙用泥土建成，屋顶则用茅草搭就，虽然看起来很坚固，但恐怕没有办法住人。作为一名传教士，我想我不能就此离开。

受到村民的邀请，我踏进一个棚房。这个棚房的两堵墙已被洪水冲走，角落处有一张床，上面放着鸦片、烟杆和灯。过了不久，那名可怜的受害者进来，我看了一眼他的脸，就可以知道他是个有故事的人。他曾是一个强壮的年轻人，但至今已经吸食鸦片10年了。开始时他还能工作，但现在几乎没有人会雇用他，因为他是如此地虚弱，不像以前那么有力，难以赚到足够的钱去购买鸦片。他只能赖在父亲那里寻求帮助，而他父亲正想方设法抛弃他。偶尔有人雇用他时，每天的工资也不过是8分钱，而买鸦片就要花掉4至5分。

即便他从吸食鸦片那里获得的快感像泡海水浴一样无害，他花一半收入去买鸦片也是一件极其错误的事，对鸦片持续的嗜好，让他精神和心理都变得日益衰弱。

他憔悴的脸庞映衬出他的烟瘾，尽管他努力装成一个精力充沛的人，但瘦弱的身体、呆滞的眼睛、苍白的脸色、眼睛下的黑线和破烂肮脏的衣服，就能看出患上烟瘾的人究竟是什么模样。

在这样一个肮脏的环境下，我们认识到鸦片不仅损害人的健康，还会让人陷入贫穷。这个国度有数百万人在吸食鸦片，可以说几乎每个家庭都有人吸食鸦片。

我最近参观西江上的一个小岛，岛上有居民 4000 人，其中就有 200 到 300 名鸦片吸食者。1881 年，中国为鸦片支付了 5100 万元。

"上帝啊！谁在你亲切静谧的天堂里，不要坐看人世间的愁苦与罪恶，你的爱究竟有多深，你最后的关怀又会是怎样？由于你，万物的主人，我能看见，也能忍受。"

1913 年，我 87 岁高龄的慈祥母亲安然离世，她的灵魂飞向了上帝的所在，所有爱戴和敬重她的人都送上了祝福和鲜花。

毕业生们头戴帽子，穿起长袍，这种穿戴在中国还是首次，它象征着中国正在学习西方的教育方法。这种方法对于当时在读的学生和所有热衷于教育事业的人有很大吸引力。

哈里·博伊德医生举办了一次关于肺结核的讲座，指出这种棘手的疾病具有高传染性，强烈呼吁卫生部门在早期阶段对携带这种病菌的人采取措施，号召大家搞好家庭卫生、保持清洁，还介绍不同阶段的隔离方法，强调要保持足够的空气流通。

假如学生们在行为上有任何不符合道德规范的地方，或者在从事医生职业时有任何不当行为，医学堂都有权剥夺他们的学位。

罗伯特·比必医生（Robert Beebe）给我的信里写道：

您能给我介绍一位中国医生来照顾在镇江（Chin
Kiang）的女士们吗？一位夏葛女医学堂的毕业生在安庆
（An-King）的圣公会医院表现突出，我想是否也可以请
一位毕业生来镇江。原来的医生想回家执业，女士们想
请一位医生来接替，并和外国护士联系，我代她们向您
询问此事。

20 号[1]是中国的新年，所有事情都暂时停歇。

满洲将军坐轿子回来时，遭遇射击身亡。[2]

29 号，城里发生了一次暴动。[3]很多士兵遭到枪杀，不
少人逃往香港，多数城门也关闭了，人们处于恐慌之中。

一天晚上，我被一场地震惊醒，幸运的是，这场地震只
持续了 1 分钟。

现在要举办一个灯会，全部屋顶都被装饰一新。

所有的满人对于正在爆发的反清风潮十分恐惧。

陆续有省份宣布支持革命者。因为满人已经向革命者让
步，整座城市洋溢着兴奋、欢乐的气息，随处可以听见鞭炮
鸣放的声音。

10 月 26 日

---

[1] 疑为著者笔误，1911 年大年初一在 1 月 30 日。

[2] 1911 年 4 月 8 日，广州将军孚琦被同盟会会员温生才刺杀身亡。

[3] 中国同盟会于 1911 年 4 月 27 日（农历三月二十九日）在广州发动黄花岗起义。此处应是著者将农历日期记成公历。

　　政治事件让这座城市陷入了混乱。①目前要离开广州，只能买火车站票或坐船。有传言说，革命者已经攻下北京。他们给身处广州的两广总督②传信，让他立刻投降，否则明天就会攻城。

10月30日

　　两广总督已经放弃职位逃跑了，广东宣布独立。③新旗帜在很多地方高高飘扬。安息日④这天，一位中国牧师说："这是一个新国家的首个星期日。"所有的发辫都要被剪断，男士们拿着剪刀走在街上，把他们能看到的发辫都剪断了。

　　接下来，有14个省宣布独立，很多学校被解散，年轻男子纷纷走上战场，甚至连女性也想上前线。

11月10日

　　昨天整晚都能听到枪声，后来听闻是一个著名的海盗带着1000名手下加入了革命党，但他们其实是保皇党，"加入"革命党后开始对寺庙大肆抢砸，目的是燃起大家对基督教的反抗，从而引发外国政府的干涉。革命党人发现他们背

---

　　①　武昌起义后，广东革命党人谋求广东独立，发动各地民军围攻广州。

　　②　指末任两广总督张鸣岐。

　　③　1911年11月9日，广东社会各团体代表在咨议局开会，宣布广东独立，脱离清政府统治。

　　④　安息日（Sabbath）是犹太人最常见的也是最重要的节日，犹太人称为"圣日"，认为它是一周一次让身体得到休息、让精神重获力量的日子。

信弃义后发起攻击，他们瞬间作鸟兽散。

12月17日

我们在教堂听见猛烈的枪响，随后了解到 17 个省选举孙逸仙为总统，定都南京。

12月31日

今天，两年一度面向东方所有医生的全体大会在香港召开①，参会的 15 名代表加入夏葛女医学堂。

1912年1月20日

半夜，距离我们医院几英尺远的地方出现骚乱。叛乱的士兵驻扎在一个大赌场，有一名将军想去解除他们的武装。几名枪手来到我们的走廊上，想把枪藏在医院后面的池塘里，被一些护士看见。他们就威胁道，如果她们把这件事说出去，就要被灭口。

2月9日

---

① 此指 1912 年 1 月 20—27 日在香港召开的远东热带医学会第二次年会。详见崔军锋：《中国博医会与近代东亚西医学的一体化发展（1886—1932）——基于〈博医会报〉相关报道的分析》，《华中师范大学学报（人文社会科学版)》2017 年第 5 期，第 129—138 页。

孙逸仙博士来到广州，①这是多么值得庆祝的事情。

　　代理都督②告知我，明天也就是本月7日，广州将会庆祝孙逸仙博士被选为中华民国临时大总统，届时将会鸣枪庆祝。

　　我把这一消息告诉您，让您家里的女士知道为什么会鸣枪。

　　　　　　您忠实的仆人　利奥·贝尔霍尔茨总领事

以下这封信是由前总统官邸发出的：

亲爱的富马利医生：

　　为了回复您的信，孙逸仙博士希望我跟您说，他非常高兴接受您的热情邀请，去参加夏葛女医学堂在5月15日的毕业典礼。我是

　　　　　您忠实的朋友宋蔼龄（孙博士的私人秘书）③
　　　　　　　　　　　　　　　　　　　1912年5月7日

---

　　①　此应为误记。1912年孙中山来到广州是在辞去临时大总统职务后，其时已是5月27日。

　　②　此指当时任广东军政府代都督的陈炯明。

　　③　宋蔼龄（1890—1973），1912—1914年间任孙中山的英文秘书。相关资料记录，1912年5月15日，孙中山先生亲临夏葛医学院的学生毕业典礼，并视察柔济病院（此据广州市荔湾区妇女联合会、广州市荔湾区地方志办、广州市荔湾区档案局编著：《西关名姝》，广东经济出版社，2013年，第145页）。孙中山视察柔济妇孺医院时留下的合影请参见附录三之图21。

1915 年，医学传教士们在上海召开会议。①这时我翻译了惠特尔（Whittle）的《谁是上帝？对祈祷者的非凡回应》（*Who Is God? Remarkable Answers to Prayer*）、霍普金斯（Hopkins）两个版本的《一本关于儿童病的书——绷带卷》（*A Book on Diseases of Children: Roller Bandaging*）、两个版本的《腹部手术的护理》（*Nursing in Abdominal Surgery*）、卞劳（Penrose）两个版本的《妇科学》（*Gynecology*）②、霍尔特（Holt）两个版本的《婴儿疾病的教科书》（*Textbook of the Diseases of Infancy*）

我受邀为一场紧急手术提供帮忙，此外还辅助写了一本关于护理的著作。

亲爱的富马利医生：

几天前接收到您翻译的《卞劳妇科学》的第二卷和最后一卷，非常感谢您把译著寄给我。祝贺您完成了这项工作，希望能对您的学生有用，我向您致以亲切的问候。

谨上

卞劳③

---

① 此指 1915 年 2 月在上海举办的中华基督教博医会（China Medical Missionary Association）年会。正是在此次年会上，中国医师伍连德、颜福庆、俞凤宾、刁信德、萧智吉、古恩康、黄琼仙等医师聚会，提议成立中华医学会。

② 富马利口述，周仲彝译订的《卞劳妇科学》。卞劳英文名为 Charles B. Penrose。该书扉页照片参见附录三之图 25。

③ 此信应为卞劳在阅读富马利翻译的《卞劳妇科学》一书后给富马利的回信。

亲爱的富马利医生：

　　我刚从罗彻斯特的韦伯小姐那里收到您翻译的第一本有关婴儿疾病的中文译著。就我目前所知，您的这项工作非常出色。尽管我的中文知识实在有限，但和普通的美国人相比还是足够的。

　　非常抱歉，我拖了这么久才把重新改版的《婴儿期和儿童期的疾病》（Diseases of Infancy and Childhood）寄给您。再版书的出版比我原来预计的要晚了很多，直到最近才出来。

　　我对您的工作很感兴趣，迫切想知道这本书对您的学生是否有用。

谨上

埃米特·霍尔特①

下面是从日报上摘录下来的一则报道：

　　广州夏葛女医学堂第 12 届毕业典礼于 6 月 18 日，也就是周四下午举行，地点选在哥利舒教堂的院子里，教堂里布置了鲜花和彩旗，参加人员密密麻麻。

　　尊敬的美国总领事哲士先生②出席，台上还有医学

---

　　①　此信应为霍尔特在收到富马利翻译的《婴儿疾病的教科书》一书后给富马利的回信。

　　②　哲士（F. D. Cheshire），也译作蔡贤，1880 年任美国驻广州领事，曾向美国驻华公使西华（G. F. Seward）写信报告说，广东同文馆完全在满洲将军控制之下，他握有管控该馆任何事务的大权。见粟高燕：《世界性与民族性的双重变奏》，光明日报出版社，2009 年，第 57 页。

堂的负责人富马利医生和一些中国的达官显贵。

哲士先生在他的欢迎致辞里简短介绍了医学堂的历史，强调华南地区对这类医学堂有着强烈的需求，并祝愿医学堂的未来蒸蒸日上。

最后一位致辞者是岭南学堂的嘉惠霖博士①，他花了相当的篇幅讲述这所医学堂的贡献。根据他在中国的经历，他相信如果有足够的资源支持医学教育，中国人也能培养出高水平的医生。他抓住这次机会表达广州医务界对富马利医生的敬意，因为她首创了中国第一家女子医院，②并持之以恒地付出卓绝的努力。最后，他强烈呼吁学生们要把培养自己的品格放在第一位。随后，所有在场的学生一起唱起了中国版的《美国》。

毕业典礼结束后进行了新麦伟林堂③的落成典礼，哲士先生以和蔼的姿态发表了简短演讲，得到在场嘉朋

---

① 嘉惠霖（William Warder Cadbury，1877—1959），出生于美国宾夕法尼亚州费城一个教友派基督徒家庭。1898年毕业于哈弗福德学院，获学士学位，次年获硕士学位。1902年获宾夕法尼亚大学博士学位。1936年获哈弗福德学院理科荣誉博士学位。1909年来到广州，直至1949年72岁才离开。整整40年，他行医授学于广州，多次出任广州博济医院院长，担任过博济医院南华医学堂和岭南大学医学院教授，著述丰富，成为民国时期西医内科学的知名教授和在华著名外国医生，对华南乃至中国的医疗卫生事业、医学教育有独特贡献。见《西方医学经粤传华史》，中山大学出版社，2018年，第342页。

② 中国第一家女子医院应是1885年女传教士D. M. Douw在北京安定门创办的，即后来的道济医院、如今的北京市第六医院。

③ 麦伟林堂（McWilliam building）始建于1902年，1910年因受白蚁侵蚀而拆除，1913年重建，有割症室（即手术室）、洗症室（即换药间）、留医小房8间、大房8间。详见《柔济往事》，广州出版社，2015年，第12页。麦伟林堂的图片参见附录三之图18。

的热烈掌声。他把新建筑的大门打开，邀请在场的人进
去参观。

　　这是一栋钢筋混凝土的宏伟建筑，里外做好了防火
设计。屋内的装潢非常现代化，有一套椭圆形的照明系
统，整栋楼每个部分都相当通风。这个建筑有 14 个房
子，其中 9 个是单人病房，其余每个普通病房里有 17 张
病床。有 3 间手术室，其中一间用于教学，中心手术台
周围有 8 级台阶观看台，每一层都设置了凳子，在房间
里围了一圈，站在台上的人能清晰地看到手术室每个角
落。[②]室内还安装了金属丝网，以隔绝蚊虫。整栋建筑
都是纯白色的，充满了迷人的现代化风格。

　　总的来说，这栋建筑展现了所有现代化的建筑思想。
现代化的设备也让这座医院尽善尽美。我想广州应为拥
有这所医院而感到自豪。

　　富马利医生为减轻人类苦难持续不断地努力着，使
这座宏伟的医院得以在广州落成，对于富马利医生的壮
举，我们应该致以衷心的感谢，社会各界都给予了大力
支持。

　　毕业典礼和落成典礼结束后，给客人们提供的主菜
已经备好。客人们接受富马利医生的邀请，在她的私人
住所里共进晚餐。

---

①　根据《柔济往事》，新建成的麦伟林堂内消毒间、洗手间及阶
梯观看台一应俱全。详见《柔济往事》，广州出版社，2015 年，第 12
页。通过麦伟林堂内的场景照片，可见麦伟林堂内手术室周边有阶梯观
看台。相关图片参见附录三之图 19。

我们决定在广州创建协和神学院，①为此专门买下一块地。来自芝加哥的麦克罗密克女士（Mrs. McCromick）捐赠了9000美元，兴建神学院的行政大楼。根据麦克罗密克女士的要求，这座建筑被命名为富尔顿堂（Albert Fulton Hall）。

现在，我的兄长在乡村有90座教堂，且每年都会输送超过25名年轻人到神学院学习。为了方便工作，他把住所搬到了神学院，从我们这里到神学院，需要沿河而下走好几英里。

神学院学生的妻子们都没有读写能力，为了帮助她们，富尔顿太太②开设了埃尔西伯克利学校（Elsie Berkeley School），为那些能够走出家庭学习《圣经》的人提供帮助。

在1915—1916年夏葛女医学堂的新闻简报上，我们读到这么一段话：

> 中华基督教医学会③通过了一项决议："我们要求美国长老会理事会允许富马利医生把她全部时间与精力投入出版委员会的工作。"为了确保这项决议能够落实，富马利医生决定从其他事务中抽身而出。多年来她一直承受着沉重的工作压力，再加上母亲离世后她失去了一

---

① 协和神学院（Union Theological College in Canton）创建于1914年，初名广州基督教协和神道学校，由美国公理会、长老会、同寅会，英国伦敦会、圣公会、循道会，新西兰长老会，加拿大长老会等8个基督教组织与中华基督教会广东协会、中华圣公会粤港教区、中华基督教循道公会华南教区等3个教会联合主办，故称"协和"神道学校。1918年改称广州协和神学院，建有圣安得烈堂、梁发堂、马礼逊堂。详见广州市宗教志编纂委员会：《广州市宗教志》，广东人民出版社，1996年，第290—291页。

② 应指富尔敦的妻子弗洛伦斯。

③ 中华基督教医学会，也译作"中国教会医学会""中国博医会"，1886年于上海成立。

位能缓解焦虑、提供支持的亲人，工作压力显得愈发沉重。她从繁琐的工作事务抽身出来后，我们更能感受到她卓越的能力。历史车轮继续滚滚向前，卓越的工作标准也在不断提升，她感觉精力已经无法达到她曾经的要求，这一点也不奇怪。

夏马大医生和伦嘉列医生[①]到达的头两年，为确保工作开展顺利，她们每天花几个小时学习语言，到了第三年，她们参加了严格的考试，现在已经能够胜任所有工作。大卫·甘宝先生和太太捐了 2000 美元，让一批聪慧的学生能接受教育。图克小姐也捐赠 2000 美元用于建设学生的实验楼。这座楼高 2 层，第 2 层是细菌学、组织学、病理学、胚胎学等学科的实验室。此外还有两个小小的实验室，是由夏葛先生规划和建设的，他在医院外买了一块地用于扩展医院的事业。

下面收录的是富马利医生收到的一封信：

亲爱的富马利医生：

　　夏葛女医学堂的毕业生们要筹建一个组织，目的是建一座治疗传染病的医院，以纪念您在广州卓越的工作，同时也为了表达我们对您的敬意。全体学生都给予了我们支持，让我们承担起筹集购地、建筑款项的职责。我们的目标不仅仅是建成医院，更希望邀请您回到广州，

---

① 李南火、容应乾《西关历史悠久的广州市第二人民医院》一文中提及："1914 年，美长老会派夏马大医师和伦嘉列博士来华。……1915 年，富马利辞职休息于上海，夏马大任校院总监兼医院主管，伦嘉列任医校校长，……1923 年，夏马大、伦嘉列回国。"详见《荔湾文史 第 3 辑》，1991 年，第 141—142 页。

以您擅长的方式为我们提供帮助。没有您的带领，我们所有的努力都将白费。我们恳求您回到广州，对正处于焦虑中的我们施以援手。

我们相信您最终的决定是回来，我们期待您的回信。

委员会

代表委员会签名　J. Fong[1]

广州

1915 年 12 月 6 日

"桂平事件"（Kwan Ping trouble）[2]发生 14 年后，我们碰到了一对基督教夫妇，他们发现那里的人们对基督教仍然充满敌意。有一次，他们听说有人要攻击他们的房子，把他们驱逐出这片土地，连忙把最重要的文件放到桶里，然后再把桶放到井里。他们得救后继续在那里默默地工作。

有朋友写信过来邀请我们回去，但信来得太迟了，很快这个充满敌意的省份会有新的收获。

方将军所在的村子也不再令人望而生畏，以前方将军是那里最让人惊恐的人，现在我们准备在那里扎根。

斯图尔特小姐（Miss Stewart）的父母为传教而殉道，她现在传承父母的事业，成为传教士。

我们的"猪村"终于开花结果了，正如范戴克博士（Dr.

---

① 疑为邝富灼。1915 年富马利辞去在夏葛女医学堂的职务，由广州前往上海后，夏葛女医学堂恳请富马利返回广州主持大局。

② 原文疑为笔误，应为 Kwai Ping trouble，指 1885—1886 年富马利前往桂平传教后被驱逐之事。

Van Dyke）说的那样："培根是小猪结出来的花朵?"本来应该在美国，但事实上是在中国开花结果了。长出来的第一根芽便预示着这是一朵又大又甜美的花，这第一根芽就是哥利舒教堂。第二根芽是柔济妇孺医院的创办及马利伯坚堂的落成。第三根芽是中国第一所女子医学堂——夏葛女医学堂的创办。第四根芽是端拿护士学校，它让社会各界人士对我们充满感激。第五根芽是赞斯维尔长老会之家的落成，在这里，每位要寻找内心"耶路撒冷"的旅客都得到了休息。这些成果都是特有的，不会消失的。正是这些来自家乡的"圣者的祈祷"每日为我们带来祝福。

中国的觉醒速度如此之快，它现在不仅仅因为饥饿而哭泣，还渴求通过书籍或其他各种方式获取养分。

富马利医生在中国的长期服务要结束了，下面是一则来自《旅沪广东中华基督教会报》①（*Union Cantonese Church Paper*）的报道：②

---

① 旅沪广东中华基督教会于 1915 年由旅沪粤民创于上海，由中国国内基督教信徒组织而成，没有母会，是一个"自立自养自传之合一教会"，发起人包括周仲彝、张真英、何少流、许民辉、张竹君、崔通约及富马利医生。见宋钻友：《广东人在上海（1843—1949 年）》，上海人民出版社，2007 年，第 176—177 页。

② 下面的三篇文献皆非富马利之手笔。第一篇是贾腓力夫人在 1917 年旅沪广东中华基督教会主持的富马利告别酒会上的说话；第二篇是旅沪广东中华基督教会致富马利的告别信；第三篇是邝富灼在告别酒会上的致辞。三篇文献可以为富马利在广州长达 30 多年的行医生涯做一总结。

一场引人注目的聚会

5月19日，受旅沪广东中华基督教会成员的邀请，富马利医生参加了告别酒会。我和我丈夫十分荣幸作为外国宾客参与其中，我们对这座新建的教堂非常感兴趣。[①] 在黎明光亮、温暖的阳光下，我们来到长老会教堂时，会众正在礼拜。我们欣喜地发现一些会众正相向而行。一些中国家庭的丈夫、妻子和孩子悉数到场，这是多么美好的画面，在中国也是前所未有的。教堂门口飘扬着中华民国的国旗，室内则是五彩斑斓的彩带在我们头顶飘动。成簇的羽毛状竹子沿墙分布，围绕着舞台，为酒会增添了色彩。圣坛前放了一张桌子，桌上摆设着一块装饰过的大理石碑。

那年秋天我回美国待了一年，回来时就邀请富马利医生来做客。让我伤心的是，她的老毛病——哮喘病比以前更严重，她需要回家乡寻找一个更适合养病的环境。我冒昧地向她询问，旅沪广东中华基督教会新教堂的建设计划如何推行下去，她说："这已经不再是一个计划了，因为它已成为现实。"她愉快地补充道："我们有一个很好的周日集会，成员越来越多；有一个充满活力的

---

① 这座新建筑指旅沪广东中华基督教会在上海的富吉堂。1916年，中华基督教会成立后，购得北四川路美华书院印刷所之西一亩余地皮，建立教堂。张竹君医生捐5000元巨款，以"富吉堂"为教堂名，以纪念其师富马利及富马利的母亲。1917年新堂落成。详见《广东人在上海（1843—1949年）》，上海人民出版社，2007年，第178页。富吉堂照参见附录三之图24。

主日学校，现在有 50 名学生；还有一个拥有 60 名小孩的免费学校。我们新的教堂也已奠基，很快就能建好。"

富马利医生邀请我和贾腓力先生参加下个周日的一场活动，现场有很多优秀的年轻人让我们印象深刻，其中不少人是留学归来，他们有着崇高理想和明确目标，认为自己对这座城市的同胞有着特殊使命。活动最后，我们一位前辈——邝富灼博士展示了新教堂的骨架。新教堂建成后会成为上海最赏心悦目、最宽敞的教堂建筑。首层将会用作主日学校，上面的观众席能容纳 400 人，附近还有一座整洁的牧师住宅。

致富马利医生

在过去的 32 年里，您为了追求理想及民众的身体健康，为中国做出了卓越的贡献，理应得到我们的感恩与赞美，特别是您创建了柔济妇孺医院、夏葛女医学堂、端拿护士学校，发起建立旅沪广东中华基督教会，协助修建富吉堂，为广东女性普及医学知识奠定了良好的基础。

富马利医生是同事、学生和朋友们的灵感来源，她有真知灼见、待人真诚，行为堪称楷模，集传教士们高尚、务实的品质于一身。尽管她不得不返回美国，但在上海的广东基督徒们虔诚地为她祈祷，希望她能早日康复，这也是她曾给千千万万病人带来的。

告别的晚会上，牧师将一个精美的银杯放到了小罗拉手上，这个孩子很优雅地将银杯献给富马利医生。这一刻与会者情绪开始激动起来，很多人热泪盈眶，但富马利医生以她独有的幽默让我们的泪水不再悄然滑落，她并不担心教堂未来的发展会因为自己的离开而受限。因为所有的工作都有坚实的基础，并有可以信赖的托付者。我们要做的是保持内心的宁静，祈祷和谐常在。

结束时，她拿着广州话版的《圣经》，给我们分享《迦拉太书》第 1 章第 12 至 13 节的内容，朗读缓慢而深情。当她清澈的声音响起，人们安静下来，那庄重气氛给人带来的感受永远都不会被遗忘。

告别致辞

（1911 年[①] 5 月 19 日，发表在由旅沪广东中华基督教会举办的告别典礼上，告别典礼由邝富灼博士主持）

在向富马利医生告别的时刻，我很荣幸地被邀请到这里表达内心深处沉淀已久的情感。

我与富马利医生的相识超过 10 个年头，当时我的太太还是她的学生，做她助手刚满 3 年，我很荣幸与她相识，对她为中国妇女所做的杰出贡献钦佩不已……

富马利医生意识到要减轻中国千万女性的痛苦需要大量的女性医生，她勇敢地承担起这一责任。……1901 年，她在长老会一支会堂的首层开设中国第一家女子医学堂，当时仅有 9 名学生。……在富马利医生前往上海

---

① 原文如此，但致辞中还提及 1914 至 1915 年间的事情，因此该告别致辞绝不可能发表于 1911 年，应为 1917 年。根据《大陆报》（*The China Press*）的报道，1917 年 5 月富马利准备返回美国，朋友们为她准备了欢送典礼。该报道截图详见附录三之图 26。

前，医学堂发布了 1914 年至 1915 年的报告，提到有超过 60 名女学生完成 4 年的学业，其中大约 50 名学生拿到毕业证书……

1901 年医学堂开设之初，没有任何建筑及资产，到 1915 年，她因为病痛不得不把学堂管理交给夏马大博士。14 年间，她在位于广州西郊的拉法埃脱大院里建设多栋整洁漂亮的西式建筑，①总价值超过 10 万美元。如果这个下午我们能站在广州北边的山坡上眺望"五羊城"，一定会被这所医院 3 至 4 层高的雄伟建筑深深震撼。这些建筑都经过精心设计，适应广东的炎热气候，在南方阳光的照耀下，与附近低矮的民居形成鲜明对比。从医院往东是人烟稠密的广州城区，往西则是平坦的稻田、荷花池、热带树木、河流和山脉。医院的建筑群就像是一个永恒的纪念碑，让我们铭记富马利医生为华南女性所做出的卓越贡献。

管理三个机构中的任何一个，都足以让人精疲力竭。……她翻译的教材由中华基督教医学会出版，并被国内的医学堂使用。从这个层面来讲，她的工作对全中国都

---

① 《私立夏葛医学院章程》记载夏葛女医学院建筑情况称："第一座系四层洋楼，名马利伯坚纪念堂，建于光绪三十一年，即西历 1905 年，内有办事室、客厅、产科室、食物室、留产大房、留医房。第二、第三座洋楼建于光绪三十一年，即西历 1905 年。第四座洋楼建于光绪三十二年，即西历 1906 年，均作西人教职员住宅，民国二十年从新改建为三层洋大楼。第五座洋楼名夹拔堂，建于前清宣统三年，即西历 1911 年，有护士长及护士宿舍、药物室、医院厨房。第六座洋楼名麦伟林堂，建于民国二年，即西历 1913 年，有割症室、洗症室、留医小房八间、大房二间。"

产生了深远影响。

1915 年，富马利医生来到上海，继续医学书籍的翻译工作。初来乍到，她便询问广东籍教友在上海的情况。让她惊讶的是，上海的广东人达到了 170000 人，却没有一个专属的教堂，她便开始呼吁在上海筹建广东教堂。她的号召很快得到今天在座两位人士的响应，他们认为建立一个广东教堂，借以发挥家庭的作用，照顾我们的孩子，都是非常必要的。但由于我们的成员数量不足，且大多数人并不富裕，本以为这样的愿望在未来几年不会实现。然而富马利医生的威望给我们带来了希望，美国印第安纳州的富马利·富尔顿姐妹团捐赠 2000 美元，端拿女士捐赠 3000 美元，她的一位学生张医生①捐赠 5000 美元，欧彬先生②捐了 1000 美元，让我们有足够的钱去买地。……为了纪念富马利医生的母亲，我们将这座建筑命名为富吉堂。她的母亲在中国陪伴她行医 20 年，去世后安葬在广州。

我仅仅列举了富马利医生在过去 30 年里杰出贡献的一部分，远远不足以说明她的影响是多么深远。我们需要深入南方的城市与乡村，探寻那些经过富马利医生培训的、以实际行动践行"拯救生命，传播真光"格言的

---

① 指富马利的学生张竹君。张竹君（1876—1964），番禺人，毕业于博济医院附属的南华医学堂，1901 年在西关开设褆福医院，1903 年在河南（今海珠区）漱珠桥侧开设南福医院。详见《又见柔济》，广东经济出版社，2020 年，第 119—121 页。张竹君参与富吉堂修建之事详见《广东人在上海（1843—1949 年）》，上海人民出版社，2007 年，第 177—179 页。

② 欧彬，1917 年任上海先施公司总经理，中华基督教会会员。

女性群体。只有这样，我们才能真正理解富马利医生的伟大。夏葛女医学堂的校友，有的在政府供职，有的仍然在医学堂教书，有的甚至拥有自己的医院。她们不仅活跃在两广地区，还分布在福建、上海、天津、北京、安徽，最近还有在长沙工作的，她们把希望带到了海南岛、海峡殖民地、美国，乃至所有广东人能到的地方。毫不夸张地说，华南所有的女性医生可能都是由富马利医生或她的学生们培训出来的。富马利医生坚持认为要满足社会对专业医生的需求，最好的方案就是培养中国医生。她训练的医护人员正在勇敢地接受这一使命，可以说，她们是"进来学习，出去服务"……

夏葛女医学堂得到官方认可，它颁发的毕业证书上盖有广东政府的印章。记得有一年，我在广州参加夏葛女医学堂的毕业典礼。我和一位朋友提前来到长老会一支会堂，教堂里挤满了男人、女人和小孩，摆设着广州这个季节盛开的各色鲜花，外面站着两广总督的警卫员。两广总督和他的外务长温宗尧先生，以及另外一位职位稍低的官员，穿着官服站在讲台上。中国前任驻美大使梁先生①发表演讲。富马利医生也穿着礼服站在讲台上，亲手将毕业证书交给学生。这一画面打动人心，足以让人回味一生。

富马利医生是一位卓越的传教士，她深知传播医学知识是和边远地区民众建立关系的有效办法，也是让人

---

①　指梁诚。梁诚（1864—1917），广东番禺人，1902年任出使美国、西班牙、秘鲁大臣，次年任出使西班牙大臣，改兼出使墨西哥大臣。1907年回国后任侍读学士，1910年任出使德国大臣，辛亥革命后辞职去香港。

们了解基督教的最有效、最迅速的道路，因此她十分强调培养基督教医生的重要性。她所培养的医护人员中只有 3 名没有皈依基督教，她的目标是两广地区的每一个城镇最少要有 2 名女性基督徒……

我和太太都特别感谢富马利医生的善良，正是这份善良让我们的人生非常丰富而且充实。我在参观柔济妇孺医院时，第一次与邝太太相遇，之后就变成了那里的常客。富马利医生非常善良，把她的客厅让给我进行求婚仪式，我们在她家里举办婚礼。出于对富马利医生的感恩，我们给第一个女儿起名叫玛丽·奥古斯塔，以纪念富马利医生和她的母亲。她尊贵的母亲也给我们留下了非常深刻的印象。我们将会培养小女儿去继承富马利医生的事业，以延续富马利医生对我们家的影响。

很快就要和富马利医生告别，任何赞美的言辞都已经不能表达我的敬意。这里的绝大多数人是因为这座教堂的建立才得以认识富马利医生，时间并不长。……我们会永远铭记她舒心的话语、谆谆的教诲，这些启迪了我们的智慧。这座教堂也会让我们永远铭记，她将会与我们同在……

祝愿她能平安到达美国，希望南加利福尼亚州令人舒适、充满阳光的气候能帮助她早日康复，重新回到这里，引领我们前行。

附录一　富马利在中国行医的二十五年

前　言

　　哪怕是那些毫不知情的人，当他们阅读《富马利在中国行医的二十五年》时，都能想象到病人每天接受探视和护理的场景。对于富马利医生而言，这样的场景意味着一座永久性医疗机构的成立，这将会给这片科学照耀不到的土地带来光明。

　　富马利医生的工作并不只是针对个人，且具有非同寻常的建设性，给中国妇孺带来的帮助难以估量。她以医学传教士的身份被派到中国，选择在一个充满危险的省份开展工作，直至被驱逐回广州。在她返回广州前，甚至还有人悬赏要砍下她的头。她一直在等待，并且下定决心，只要人身安全得到保障，她就会尽快返回。

　　与此同时，精力充沛、足智多谋的富马利医生并没有陷入无所事事的状态，她在非常艰难的条件下创办了一个药房，一个接一个计划在她的脑海里成形，并逐一付诸实践。得益于富马利医生的持之以恒，广州才拥有了柔济妇孺医院、夏葛女医学堂、端拿护士学校等机构。

　　富马利医生不仅创办了上述的医疗机构，还通过这些机构向广州城的居民传播基督教。现在，我们有幸通过富马利医生的手稿，去了解她过去25年的经历，由此我们相信未来她还会给这个国度带来更多的福祉。

M. B.

富马利医生信件摘录

富马利医生于 1884 年抵达中国，和比她早 4 年来到中国的兄长富尔敦会合。

1884 年

10 月 11 日：经过多年的准备，在航行了 7000 英里后，我终于来到中国。

10 月 21 日：星期一，离开美国 1 个月后我来到了广州。我们乘坐的船缓缓靠近这座城市，在距离它 4 英里的地方，我看见城内的房子千篇一律，房顶多由红瓦铺就，没有烟囱。

11 月 10 日：我开始学习广州话，这是一种很难掌握的语言，我为我能从 1 数到 10 感到十分自豪。

12 月 17 日：我极度渴望投身到工作中去，但在未来一年或者更长的时间里，因为不能流利地使用广州话，不能为这座人口过百万的城市做点什么，这让我难以忍受。

1885 年

7 月：富尔敦前往广西考察，在桂平租了个地方作为教堂。因为太平天国运动在广西爆发，当地人极其排外。富尔敦认为借助医学我们能在广西获得一个永久的立足点，所以我们决定尝试一下。从广州出发沿着西江到桂平要航行 400 英里，富尔敦正在为我们的广西之行做准备。

9月7日：经历18天的航行，走完400英里的路程，我们终于来到桂平，这座县城坐落在两条河流的交汇处，放眼望去四周皆是郁郁葱葱的树林。有人看见我们走到岸上，就立刻向我们的船跑来，"'洋鬼子'到来"的消息也在城里传播开来。在此之前从没有一名白人妇女，哪怕是一名白人婴儿到过这里。每个人都想得到我们的治疗，但在治疗了20多名病人后，我们决定转移到另外一个更适合休息的地方。

9月8日：早上，我都还没来得及穿戴整齐，就开始为病人诊疗。8点钟，我收到一名在最近的战争中膝盖受伤的高官向我发出的邀请，但我更想为前来求诊的妇孺进行治疗，所以并不想接受这名高官的邀请。鉴于这里对外国人还是弥漫着对抗的情绪，还要顾及这名高官的身份，我们最终接受了邀请。富尔敦先行一步为诊疗做好准备，在检查伤口和移除坏死骨头后，我建议那名官员必须前往广州的医院接受进一步的治疗。回到药房，又治疗了40名病人，随后我们回到住处稍作休息。

11月12日：我们在大冲口的一个村子里租了一座泥屋，泥屋里有两间房子，其中一间被我们用作药房，另一间作为诊疗室。泥屋后面还有两间房，一间被屋主用作谷仓，一间被用于安放神龛，因此我们无法租用，这是一个艰难的开始。

1886 年

3月：所有事情都有条不紊。我们的泥屋里安置了四名伤兵，照顾他们的任务由我们的中国助手承担。富尔敦每天都去传教，弗洛伦斯为女孩们开设了一所学校，而我则治疗了超过3000名病人。

5月9日：这是我第6次在西江上航行，你可能会认为在这条江上我花了太多的时间。5月7日周四，我们差点就命丧黄泉了，我们不得不违背自己的意愿返回广州。感谢上帝，我们仍然聚在一起，非常安全。

那天当我们听到侧门处传来一声巨响，就知道麻烦来了。民众聚集在屋外，富尔敦和厨师立马跑了出去，前往衙门请求救兵，我们则迅速把两个窗户封死，并用铁条顶住前门。他们一边持续撞击前门，一边叫喊着要刺穿我们的心脏。由于无法撞开大门，他们就在门外堆起柴草，并用火点着。我们只能赶紧逃跑，否则就会被活活烧死。弗洛伦斯把账本、收条等绑在她的腰部，我则把一些饼干、钢笔及《新约》塞到口袋，一把将伊迪斯从床上抱了起来，迅速从后门逃了出去。我们完全不确定是否还有生存之机，只能沿着河边的一条小路悄悄前进。他们一边用恶毒的语言咒骂，一边疯狂地追赶我们。……随后，一队士兵从衙门赶了过来，从他们那里我们得知了富尔敦的消息。由于对我们的处境一无所知，富尔敦的内心也充满了煎熬，在前去衙门的路上，他遭遇石块袭击，幸亏及时赶到衙门，否则就一命呜呼。为了确保安全，衙门里的人不让富尔敦返回营救。从早上11点左右我们离开泥屋，将近1点助手告诉我们有一艘营救我们的船到了，我们吃力地爬到船上，安全地抵达了浔州府衙。知府为我们安排了一间安静的房子，还花钱买了生活用品。两天后的早晨，知府把我们送到事先准备好的船上，两名中国助手也一路随行。我和我的助手失去了所有东西，包括药品、仪器、医书、笔记本、毕业文凭等。

5月13日：接下来的5天里，经历了多次换船，我们终于回到广州跟朋友们团聚。尽管很沮丧，但没有被击倒，我想只要能确保人身安全，就会尽快返回广西。

1887 年

7 月：我们已经搬到了广州。在等待重回内地之时，我在广州内城的四牌楼开了一家药房。由于那场突如其来的动乱，我们认为，在当地人真正意识到需要我们之前还不能前往桂平。我们知道，除了那些自负的读书人，还有很多需要我们的朋友。

12 月：开设在四牌楼的药房每周营业两天。我非常喜欢和这个城市里的女性聊天，聊天的内容不仅仅涉及她们的身体，还涉及她们的精神世界。

12 月：我接受邀请前往普宁为方将军的母亲诊疗，方将军以杀戮而"威"名远扬，据说他一次性杀掉超过 5000人。赖荷夫人陪同我一起前往，她每天都要用当地的方言来阅读、交谈和祈祷。我在那里逗留了 13 天，得到最殷勤的款待，方将军和他的家人把我当成他们家庭的一员。方将军答应如果我能留在当地，他将给我建一所医院。我离开前，他给了我一些礼物和两个金牌。

1890 年

3 月：有两名在四牌楼药房接受诊疗的妇女加入教会，这是我们取得的第一项成果。

5 月：时隔 5 年，大约有 450 名传教士参加了在上海召开的第二次在华新教传教士代表大会。

1891 年

3 月：从广西到广州，我和阿贵已经诊疗超过 63000 名病人，除了 1300 次拔牙，还实施了 2100 次手术，为超过

600 名病人提供家庭诊疗服务。维持医疗工作的费用都是在中国募捐而得，并未耗去教会多少财力。我们用中文在乡村和城市开展募捐工作，无论贫富都能得到我们的诊疗，借此我们把福音传向所有的社会阶层。即便令人痛苦的哮喘病时常发作，我依然努力坚持。

1891 年 6 月，富马利医生回到美国休假，直至 1893 年 8 月 1 日返回。这一次陪同她一起返回的还有她的母亲——孀居的富尔顿太太。她勇敢地离开了家乡，踏上中国的土地，跟她另一个孩子生活在一起。

1894 年

6 月 16 日：超过 10 万人死于鼠疫。官府没有采取任何措施督促民众给房子和街道消毒、清洁，民众把卫生检查定义为对他们生活的"干扰"，并对此十分怨恨。两广总督①下令，在所有合适的地方，包括嘉约翰医生管理的博济医院赠医施药，以遏制疫情蔓延。

1895 年

8 月：从旧金山回到中国的头两年，我的成果寥寥无几，只是租了两间铺面，一间用作教堂，一间用作药房。药房每天都正常运作，教堂则是每天中午到了传道的时间才打开。我们刚开始在这个地方传道时，到场的人平均不到 6 人，一些前来求诊的妇女此前从未听过福音，但昨天已有近百人前来聆听。我迫切希望开办一所妇孺医院，同

---

① 1894 年暴发鼠疫时两广总督为李瀚章。李瀚章（1821—1899），安徽合肥人，李鸿章之兄，光绪十五年（1889）出任两广总督。

时足以容纳前来聆听传道的群众。虽然希望渺茫，我们依然相信主的力量。我会竭尽全力地坚持下去，直至有人能伸出援手。在这座充满偶像崇拜的城市里，这个狭小的铺面让我们跟主更加接近。

12 月：一些来我药房求诊的人也参与了教堂的活动。

1899 年

10 月：我们正在选址兴建教堂和医院，在城郊找到了一块土地，上面建有很多分属不同家庭的猪棚，养猪人告诉我们，那些猪会在不同的地块边缘四处乱窜。我们十分高兴"猪村"的所有者同意把西边的地段卖给我们，买地的钱由布鲁克林的拉法埃脱教堂提供。在这块土地上，我们将会兴建一支会堂……

因为有很多的病人希望我们能到他们家里去诊疗，我和我的助手都非常忙碌。每到一户人家，我都想传播上帝的福音，然而病人家属则希望我们尽快施治，因此留给我们传道的时间非常少，但每次我们都会留下一部福音书，并邀请病人及其家属前来教堂。前来求诊的病人中有很多是麻风病患者，其中一名女患者告诉我，她母亲想把她扔到河里淹死。有一名女患者则坐在楼梯上哭泣，因为她被丈夫殴打并抛弃。还有一名妇女仅仅因为她的主人认为她拨弄是非，差点将她的舌头全部割掉。此外，我们还为两名吞食鸦片自杀的女性提供治疗，她们这样做，仅仅是因为她们与人发生了口角。另外一名前来求诊的女孩子因为一时的愤怒而割破了自己的喉咙。

1900 年

5 月：可以容纳 500 人的哥利舒教堂在 12 号这一天正

式落成。

夏天：因为拳民杀害基督徒和外国人，传教士被紧急疏散到边远地区，每一天我们都会听到骇人听闻的噩耗。

12月：我们的药房渐渐恢复人气，之前跟我学医的9名年轻女孩现在又重新回来了。在哥利舒教堂的重聚，让我们对彼此充满感激！这是让人悲伤的一年！

1901 年

3月：富尔敦从美国来信，提及拉法埃脱教堂已经捐款筹建妇孺医院。期盼了15年的夙愿终于有望得偿。

8月：印第安纳州《韦恩堡哨兵》的主编夏葛先生捐钱兴建女子医学堂，我内心的愉悦与感激无以言表。

10月：一位中国绅士用麻袋装了1000美元带到医院。当他的仆人把那1000美元放到桌子上时，我震惊了。这位L先生提到，他从几位绅士那里筹到这笔款项，本打算用于慈善，却遭遇阻碍，最终决定把这笔钱捐给柔济妇孺医院。有了这笔钱，再加上约翰·匡威先生的慷慨捐赠，我们就可以对医院的建筑进行装修。

1902 年

柔济妇孺医院在4月23日正式对公众开放，香港的一份报纸刊登了这则消息：

> 4月23日将会作为红十字日被长久铭记，这一天也是广州医疗事业和慈善事业发展非常重要的一天。哥利舒教堂里挤满了人，美国驻广州领事、广州将军、广东

按察使，其他官员及一众绅士、女士都莅临开幕典礼。附属于医院的端拿女子护理学校也在筹办中，预计需要两年时间。

1902 年 12 月 17 日，夏葛女医学堂正式开幕。下面这则消息来自香港的报纸：

> 今天，距离学堂开幕还有很长一段时间，哥利舒教堂里面的嘉宾已经摩肩接踵，仅能容纳 500 人的教堂已经挤进了 1000 人。很多中国的官员及精英家庭的女士也盛装出席。在虔诚的祈祷仪式后，美国领事发表讲话，因为夏葛先生的捐款，才有了中国第一家妇孺医院，他对这种无私的行为予以高度赞扬。
>
> 今年将会是广州有史以来最重要的一年，因为柔济妇孺医院和夏葛女医学堂都在今年创办。……这两个机构的顺利创办，都得益于富马利医生的奉献。

1903 年

1 月：我们在 17 日这一天举行第一次毕业典礼，两名年轻女士经过 3 年的学习，最终获得了毕业证书。①

1903 年 4 月 1 日至 1904 年 10 月 13 日，富马利医生再次离开中国度假。

---

① 1903 年在夏葛女医学堂毕业的两位学生分别为苏恩爱和黄雪贞。

1904 年

10 月 13 日：我抵达广州。在我度假的这段时间里，一直是赖马西医生代我管理，妇孺医院和医学堂的员工们都忠于职守。

1905 年

4 月：新的产科大楼正式落成。为了建演讲厅，夏葛先生又捐赠了一笔钱。

去年我在费城时，端拿女士提出想捐建一栋产科楼，以纪念海外传教士协会的成员伯金斯太太。为了建好一栋建筑，我总得等候多时，我已经习惯了这种等候。当听到端拿女士非常谦逊、平静地提出这个建议时，整个人都激动得目瞪口呆，甚至连呼吸都变得急促，似乎她捐的是 5 美元，而不是几千美元。端拿女士真是独一无二！

6 月：医院已经住满了病人，我们不得已在阳台上又增加了 7 个床位，我们开始进入良性的发展阶段。

8 月 18 日：我搬进了那栋漂亮的房子。对于能拥有一个固定的住所，我心存感激。在休假时，我甚至不敢去见赞斯维尔长老会的女士们。她们做出了如此卓越的贡献，却总是觉得贡献甚少。当了解到我因为没有固定住处搬了 13 次家后，她们承诺在医院附近为我建一个房子。

1906 年

1 月 11 日，香港的一篇报道提及：

夏葛女医学堂一年一度的毕业典礼成为广州的一大盛事。出席典礼的人数总是很多，典礼也进行得有条不綦，有三名年轻的女士获得了毕业证书，①她们都经过了长达四年的完整学习，掌握了医学知识和技术。在广州城，没有比费城的端拿女士所捐建的马利伯坚堂更宏伟的建筑了。

1907 年

6 月：我在这座城市最贫穷、拥挤、肮脏的地方创建了一家主日学校，该学校与传教工作并不相关。在第二个安息日，我收到超过 100 件礼物。

9 月：夏葛女医学堂重新开放，有 42 名学生在此学习。我们遭遇过多次流行病，但没有任何一次像现在这样对学生产生巨大的影响。我找到了一个特殊的足球，女孩们穿着裙裤可以毫不费力地踢足球。然而只用了一周时间，她们就把足球踢了个粉碎。

10 月：我们非常高兴地接待了夹拔太太②，她饶有兴致地观察了我们工作的每个细节，包括我们如何治疗残疾人、盲人、麻风病人和精神病患者。

12 月：有两位日本传教士把耶稣的生平做成了"动画"。我们从来没有看过"动画"，看了以后都感动到哭了出来。

些华伦士先生不仅给我们赠送了先进的仪器，还送给我们两件急需的设备：一件是给病人称体重的秤，另一件

---

① 1906 年在夏葛女医学堂毕业的三名学生为毛慧德、梅恩怜、黄德馨。

② 应为夹拔堂（The Thorpe Hall）的捐赠者。夹拔堂落成于 1911 年，两层楼高，体量较小，主要用作护士学校校舍。

是手术台。这些设备装在两个大箱子里运到广州。我给了学生们半天假期去拆开箱子里数以百计的包裹，如果她们不知道这些仪器如何使用，今后将要付出代价，幸好她们都能准确说出正确使用这些仪器的方法。她们充满智慧的脸庞与闪闪发亮的眼睛，让人赏心悦目。这些仪器中还有一台漂亮的油浸透镜显微镜，这让哈里·博伊德医生非常高兴，他是一位著名的微生物学家。他的学生对微生物学也很感兴趣，休息时她们上蹿下跳地捕捉苍蝇，以检验这些苍蝇是否携带疟原虫。

我们的"猪村"已经开花结果了，花朵非常灿烂、芳香宜人。

中国觉醒的速度非常迅速，它现在已不仅仅因为饥饿而哭泣，还渴求通过书籍或其他各种方式获取养分，我们能为它提供的帮助不多，聊胜于无。

闲暇之余，我翻译了《谁是上帝？——对祈祷者的非凡回应》、《一本关于儿童病的书——绷带卷》、《腹部手术的护理》、潘罗斯的《妇科学》、霍尔特的《婴儿疾病的教科书》。

1909 年

柔济妇孺医院接收住院病人 340 名、非住院病人 5908 名，为 489 名病人提供居家诊疗，施行外科手术 254 例，拔牙 1129 例。

端拿女子护士学校有 3 名学生毕业，11 名学生在读。除床上用品和自己的制服外，这些护士还为住院病人缝制了 110 件白色病服。她们收到很多邀请，前往城市和乡村的每个角落。除了一名护士外，其他全部加入了基督教。

夏葛女医学堂在校学生 42 名，1909 年毕业人数 6 名，[①]
截至 1909 年 31 人毕业。有一些学生来自福州、厦门、海南，
甚至是檀香山。

[①] 1909 年夏葛女医学堂毕业的 6 名学生为陈慧珍、何伟卿、关
凯熙、梁恩典、邓月梅、卢云裳。

附录二 富马利散见文献辑存

1894年富马利致友人的信①

亲爱的布恩医生：

我非常愉悦地阅读了您在《博医会报》（the China Medical Missionary Journal）上发表的题为《如何让医学工作变得更有效》的文章。这篇文章让我们对正在进行的工作有一个全面清晰的认知，我们坚信这项工作必定能在整个中国普及。

不知道我们是否还能读到更多同类的文章？最近我在美国度假时，惊喜地发现很多基督徒对医学传教都很感兴趣，一位著名的医生说道："你们这些前往中国的医生撰写的记录，远远不能满足我们的好奇心。"我们在跟北方的同事交流时有一种印象：他们想了解我们的工作情况，特别是我们对女性的医疗。对于那些有志于从事传教工作的女性们来说，没有比参与治疗工作更合适的了。

尽管有很多的医疗工作需要在医院里才能进行，但开设药房的作用也不可忽视。我在广州这座拥有上百万人口的城

---

① 信件写于 1894 年 5 月 8 日，时富马利在广州。信件原文载于《博医会报》1894 年第 2 期，第 142—143 页。《博医会报》由中国博医会在上海编辑出版。1907 年更名《中国博医会报》。1932 年，博医会与中华医学会合并，《中国博医会报》成为《中华医学杂志》的英文版。

市里开设了四家药房，通过这四家药房能让数以千计的人接触到福音。病人们候诊时，我们会向他们传授《圣经》的义理，还会邀请病人参加接下来的安息日活动。

每次听到有人放弃原有的偶像崇拜，就使我们备感鼓舞。数周前，有一位女士前来我们的药房治疗眼疾，她曾经是一名虔诚的偶像信仰者，经过几次治疗，她的视力恢复正常。回到家后在家人的见证下，她把所有用于祭祀偶像的器物都付之一炬。她本想前来参加圣餐礼，却因突然染上"瘟疫"而病逝。她的亲戚们前来告诉我们，她临死前对自己所说的一切深信不疑。她只是千万个案例中的一个。

一位属于另一个教派的传教士注意到，自从在这个城市的不同地方开设药房后，人们对我们的敌意逐渐减轻，人们也将更多的精力投入善行。我期望能和富尔敦先生一起前往他的乡村传道点，那里应该有一个医疗点。我还想在一些较大的城镇开设医疗机构，如果能有人前来帮助我们去推进这项事业，我们就可以进一步探索未知的世界。

有两家药房位于瘟疫肆虐地带的中心，几乎每户都有人病死，所以我们每天都能感受到人们失去亲人的悲痛。几天前这场瘟疫从满人聚居的内城暴发，一条街道上就有上百人因此死亡。有一名男子每天早上 9 点准时蹲在西门口，每当一口棺材抬出来，就往罐子里投一枚铜钱。到了下午 4 点，他已经往罐子里丢了 170 枚铜钱。棺材变得非常紧缺，人们只能从周边城镇调来更多棺材补充，婴孩的尸体只能被放到袋子里，或者用席子卷起来埋葬。瘟疫从这个肮脏、拥挤的城市向周边扩散，目前已经波及乡村，从城市里逃出来的人现在也不知道该逃往何处，人们用最奢侈、最疯狂的方式来供奉各种偶像以祈求获得庇佑。为了粉饰太平，人们将过去的几个月都忽略不计，将上周六视作"新年"的开始，整个晚上都听到有人在大声呼喊"新年到了"。

　　死于瘟疫的人数无从统计，我让两名助手去寻求真相，但还是无果而终，而官府则试图封锁消息。当地最大的医疗慈善机构①贴出了一张告示，宣布到目前为止，已经派发了2000口棺材，而我的助手私下了解到，派发棺材的真实数字远低于此。当我问助手是否有2000人死于此次瘟疫，助手说真实死亡的人数应该3倍于此。他走遍了城市的大街小巷，看到很多房子大门敞开，里面有染疫者的遗体，门口却没有悬挂白灯笼，也没有任何举办丧事的动静，所有的遗体都被静悄悄地运走，没有任何送行仪式，有一所房子里甚至有10具遗体。

　　阳台的温度计显示气温已经超过华氏86度，即便现在是雨季，这里也是干旱少雨。街巷里堆积的垃圾与日俱增，堆得很高的垃圾堆几乎遍布每个角落，官府也没有张贴跟卫生相关的告示。看到这些，我就预判将会有数以百计的人死于这场瘟疫。根据卫生学说，如果任由这种情况持续，整个城市的人都得死绝。

　　如果我有上百个诊所分布在城内外，相信就能说服大家清理房子和街道，而不是浪费数以千计的财物去祈求偶像的庇佑。我希望您所在的区域，能免受这种灾难的侵袭。我们期待嘉约翰医生在未来几周就能结束休假，返回工作岗位。

　　　　　　　　　　　　　　　　　您真挚的朋友　富马利

---

　　① 应是广州城内某善堂。善堂是私人资助的慈善机构，以赠医施药、救灾善后、救助贫困残疾、安老施棺、设义冢、替暴死街头的人收尸入殓、捡养弃婴、施粥施衣等善举为主（此据陈作海：《缫丝风云录——记中国近代民族工业先驱陈启沅》，华南理工大学出版社，2017年，第106页）。

广州夏葛女医学堂①

历史

刚过完 1901 年的新年，广东女医学堂就在哥利舒教堂（属于长老会一支会堂）的一楼开始运作了，当时只有 9 名学生。

随后的一年，柔济妇孺医院也正式营业，女学生们暂时搬到哥利舒教堂的 3 楼居住。

1902 年 12 月，由印第安纳州的夏葛先生捐建的医学堂第一座建筑落成，广东女医学堂因此更名为夏葛女医学堂。这栋建筑共有 3 层，2 楼有朗读室和接待室，3 楼有寝室。学生们兴高采烈地搬进这栋新建筑。

1903 年，医学堂为两名学生颁发了盖有学校新印章的毕业证书。1904 年、1905 年、1906 年分别有 4 名、3 名、5 名学生毕业。

得益于夏葛先生的慷慨捐赠，医学堂的第二栋建筑也顺利落成，里面有演讲厅和实验室。由于学生人数不断增加，我们把第一栋落成的建筑全部用作学生宿舍。

1907 年，医学堂举行第 5 次毕业典礼，7 名学生获准毕业。毕业证书上有两广总督的官印与美国领事馆的印章，这是史无前例的，也意味着我们的毕业证书得到广东官方的认可，学堂现在拥有两栋建筑，学制也延长到 4 年。

两广总督为了进一步表示对我们工作的认可，给我们送来了 3 块金表，用作对 3 名毕业生的奖励。这 3 名毕业生

---

① 原文载于《中国博医会报》1909 年第 5 期，第 324—329 页。

在过去 4 年的学习里，获得了最优异的成绩。前任中国驻美国大使伍廷芳也出席毕业典礼，并发表亲切的讲话。

1908 年，有 6 名学生毕业，其中一名毕业生是首位来自边远省份的学生。时任两广总督的张人骏（Cheung Yantsun）亲自出席毕业典礼，这也是学堂成立以后首次有两广总督到访。哥利舒教堂被装饰一新，里面摆满了鲜花。教堂平时最拥挤时只能容纳 600 到 700 人，但在那次毕业典礼时却超过 1000 人，有 500 名士兵被派驻到现场维持治安。我们还荣幸地邀请到中国前驻美大使——梁诚来到现场，他非常友善地发表演讲。两广总督则用官话宣读他预先准备好的发言稿。

1909 年，有 7 名学生毕业，由于去年光绪皇帝和慈禧太后相继崩逝，只有少量官员能够出席我们的毕业典礼。美国驻香港领事馆总领事怀尔德博士（Dr. Amos Wilder）[①]、岭南大学的麦克拉肯医生（Dr. J. C. McCracken）[②] 都出席典礼并发表讲话。就在 1909 年初，我们把原来的演讲厅用作宿舍，原来教堂的祈祷室用作朗读室。今年之前，我们没有足够的捐赠，只能用柔济妇孺医院的收入来支撑夏葛女医学堂。到了今年，我们可以自豪地说，医学堂初步具备自给自足的条件，因为学生们缴纳的学费已经足以覆盖少部分教师的工资。我们这里有 15 名教师，其中 3 名获得了工资，如果所有老师都要求工资，我们就不能这样"半

---

① 今存詹天佑 1908 年 2 月 16 日致怀尔德的信件一封，详见詹同济译编注：《新编詹天佑书信选集》，华南理工大学出版社，2006 年，第 51 页。
② 伍连德在自述中提及，他在 1911 年抵达广州，与麦克拉肯、富马利医生等会面。详见伍连德著，程光圣、马学博译：《鼠疫斗士：伍连德自传》，湖南教育出版社，2020 年，第 423 页。

自立"了。

　　尽管夏葛女医学堂是在长老会主持下创办的，但长老会从未给医学堂经济方面的支持。除非通过董事会，否则我们不能提出任何上诉。由于长期欠债，董事会只能给我们精神上的鼓励，没有给我们寄一毛钱。即便如此，我们相信主比董事会更加伟大！我们直接向他倾诉我们的诉求，而他已经让我们达成所愿。

　　我们现有的两栋建筑已经人满为患了，必须再建新的建筑，但我们该向谁寻求帮助呢？

　　夏葛女医学堂的教学目标是培养信奉基督的女医生，让她们到乡村妇女间行医，当地民众并不了解科学治疗，我们必须从基础开始着手。现阶段我们的主要精力放在把一些先进的医学课本翻译成中文，因为未来的几十年内，如果我们想通过教育帮助他们，我们必须使用中文。

　　未来我们肯定能用英语来教学的，但目前如果我们坚持这一做法，哪怕花 20 年的功夫，也只能培养 3 到 4 个好医生。那还不如我们使用中文，每年能培养 100 名可以缓解病人痛苦的优秀医生。我们的毕业生表现优秀，能力卓越，不仅每年能挽救众多生命，还能把基本的卫生知识带到千家万户，让大家对基本的治疗常识有所了解。

　　据我所知，要在中国传教，没有比行医更快、更有效的方式了。如果我们有足够的装备，我们的教学工作将会事半功倍。要满足 4 亿人口的医疗需求，我们需要大量医生，所以我们必须从现在开始，从培养中国医生开始。我们不仅要获得那些致力于拯救苦难的男人的支持，还需要试图解救妇女的女性们的参与。女子俱乐部的作用将无与伦比，每位成员都能够培养一名医生，这将有助于加速解放那些处于苦难中的妇孺。由于夏葛女医学堂是目前这个国度里唯一培养女医生的医学堂，每位希望减轻人类痛苦、解放女性、传播医学的志士都会被医学堂的宗旨和作用感动。

大致信息

夏葛女医学堂的建筑是拉法埃脱大院的一部分。拉法埃脱大院位于广州西关逢源西街（Fung Un Sai Street）的尽头，可以选择坐船或者坐轿子到达。夏葛医学堂为学生提供食宿。

医学堂的学制为期四年，每一年分为两个学期。第一个学期从中国新年结束之后开始到 7 月初结束。第二个学期从 9 月开始到次年 1 月的毕业典礼结束。

入学资格：申请入学的学生必须年满 18 岁，且能用中文流利地阅读和书写。

所有申请入学的学生必须学完所有课程，已婚女性（除非是寡妇）不能申请入学，学生们如果在读书的 4 年期间结婚的话必须马上退学。如果基于某种原因，在校的任何一名年轻女士被认为不适合从事医疗，学校有权开除，或作出某种调整。除了学位证书的费用外，所有的费用必须在年初用港币支付完毕。如果有年轻的女基督徒想要学习医学，但又没有筹集到足够的学费，医学堂将会有特殊的安排。

考试

想要进入医学堂学习的学生须在开学前的三天参加考试，医学堂每周六举行一次笔试，每学期快要结束时，我们也会举行期末考试。四年学业的总评成绩，将会由历次期末考试的平均分来决定，总评成绩最高的学生在毕业当天能获得特别奖励。授课时使用的语言是广州话，讲其他方言的同学最好在开学前的几个月就来到，以便熟悉广州话的使用。

费用

入学考试费用 …………………………………… 1 美元

注册 ……………………………………………… 1 元

参加讲座的入场券 ……………………………… 80 元

化学材料 ………………………………………… 10 元

每月的住宿费、照明费和洗衣费 ……………… 6.5 元

图书 ……………………………………… 1—2.5 美元不等

学位证书 ………………………………………… 5 元

不管基于任何原因，已缴纳的费用都不会退回。

说明

医学堂的教育非常注重实践，每名学生都能获得在医院或城内实习的机会。每位医生如果到病人家里进行诊疗，会带上一名学生。无论是在医院或者是在病人家里，最主要的工作还是手术。因此学生在实习期间就能独自完成手术，其技术可以跟我们国内大多数私人医生媲美。

在柔济妇孺医院，我们每天都会在病床边对学生授课。在门诊日那一天，学生们会被安排到各科室，轮流近距离观察医院里举行的各种重要手术。牙科门诊安排在周二，眼科门诊安排在周五，妇科门诊安排在周三。到了周六，我们会带学生们前往塞尔登医生[①]主持的精神病医院授课。

[①]　嘉约翰医生 1901 年 8 月 10 日去世，在去世之前他将位于芳村的惠爱医癫院托付给塞尔登（Chatles Solden）医生管理。详见张晓丽编著：《近代西医传播与社会变迁》，东南大学出版社，2015 年，第 146 页。

实习时，我们允许学生使用显微镜，教导她们如何培养细菌，鉴定不同种类的细菌，整个过程由哈里·博伊德医生负责。

医学堂授课用的教材，都是使用最新医学术语的新教材。

宗教活动

我们鼓励每位学生参加早晚的祈祷，牧师每天都会前来向学生们介绍《圣经》，晚上的祈祷通常由学生轮流主持，而常规的礼拜活动通常安排在中午，安息日的晚上学习《圣经》。每隔 2 个月，城里的女基督徒们有一次聚会。

我们还鼓励陪同医生前往病人家里的学生传播福音，发放介绍福音的册子。每年城里都有数百户居民通过这样的方式接触到福音。每周我们还会选出一名学生前往主日学校传播教义。如果医院里的诵经妇女出现空岗，我们会安排一名学生顶替。

毕业典礼的晚上会进行"餐后演讲"，校友们讲述她们在不同病人家中的经历，她们的讲述多次让在座的学生心潮澎湃。

目前为止，除了 3 名毕业生外，所有的毕业生都成为基督徒。她们努力践行"尔乃世之光"的过程鼓舞人心，她们的格言是："拯救生命，传播真光。"

学习课程

第一年——化学、解剖学、生理学、组织学。

第二年——化学、解剖学、生理学、细菌学、治疗学、包扎课。

第三年——治疗学、实习、产科学、妇科学、手术。

第四年——实习、产科学、手术、皮肤病学、眼科学、儿科。

广州夏葛女医学堂的讲师名单

富马利，学堂校长，主讲临床手术。

哈里·博伊德，主讲眼科学和细菌学。

爱德华·马克尔（Edward Mackle），主讲治疗学和药理学。

塞尔登，主讲神经病理学。

赖马西，名誉教授，主讲产科学。

罗秀云，主讲产科学和妇孺疾病。

林医生（Dr. Lam），主讲解剖学。

苏道明（So To Ming），[①]教授临床手术。

梁乾初，负责实习。

Wong Sin Shang，主讲化学。

H. A. Cheng，主讲生理学。

Dr. Chan Sui Wa，主讲皮肤病学和诊断学。

Dr. Mo，教授包扎技术。

Dr. Low，主讲药剂学。

Dr. Lau Tsz. Wat，主讲牙科学。

U In Ting，教授《圣经》。

Harry W. Royd，担任体育指导员。

------

① 苏道明，曾留学美洲，博济医学堂第一期毕业生，服务博济医院 25 年。1865—1886 年为驻院医生。详见李秉谦编著：《一百年的人文背影：中国私立大学史鉴　第一卷　萌芽（1840—1911）》，陕西师范大学出版总社，2016 年，第 26 页。

　　我们医学堂已经在事实上成为了"联合女子医学学堂",并且已经成功培养超过 30 名女医生,其中有部分人因为她们卓越的医疗技术,在广州城或其他地方拥有让人羡慕的荣誉。

　　社会上对这些女医生的需求非常巨大,因此这里的毕业生都会有光明的前途。她们不但可以为病人提供治疗,还可以担任医学教师,培养那些年轻女士用科学与智慧对抗瘟疫、肺结核、麻风及各种在中国传播的疾病。

　　我由衷支持教育委员会的建议:"因为所有的机构都缺乏财政支持,它们应该主动寻求充足的捐赠,援助教育(包括医学教育)最好的方式是援助现有的机构。"

有关护士的培养教育

　　我们的护士培训学校附属于柔济妇孺医院,目前有 11 名护士正在学习,该学校已经有 4 名毕业生,全部都是基督徒,她们能为中国人和外国人提供很好的服务,因此对她们的需求非常巨大。

附录三　与原著相互印证的图片

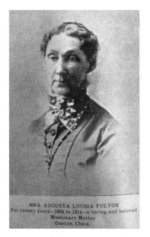

MRS. AUGUSTA LOUSIA FULTON
For twenty years—1894 to 1914—a loving and beloved
Missionary Mother
Canton, China.

图1 富尔顿太太照片

OBITUARY

Rev. Albert A. Fulton, D.D.

Word has been received at the headquarters of the Presbyterian Mission of the death of Rev. Albert A. Fulton, D.D., at Pasadena, California, on December 9. Dr. Fulton was born on June 4, 1849, and came to Canton, China, in 1880 where he remained for 42 years until his retirement in 1922. He and Mrs. Fulton subsequently resided at 2251 Lewis Avenue, Pasadena. Dr. Fulton is survived by Mrs. Fulton, four sons and two daughters, one of whom, Miss Grace Fulton, is at present in Canton, a member of the faculty of the Union Normal School. Dr. Fulton was widely known in the United States for his aggressive campaigning in the interest of missions in China thus earning the sobriquet "Steamboat Fulton" which remained with him through life.

图 2　1934 年 12 月 19 日《北华捷报》刊登的富尔敦讣告截图

译文：我们从长老会差会那里获得富尔敦牧师已于 12 月 9 日在加利福尼亚州的帕萨迪纳去世的消息。富尔敦牧师出生于 1849 年 6 月 4 日，自 1880 年抵达广州，在中国工作长达 42 年，直到 1922 年退休回国。他和他的太太居住在路易斯大街 2251 号，后者依然健在。他和他的太太生下了四男二女，目前正在广州任教的格雷斯·富尔顿女士正是他们女儿。由于在中国的传教事业，富尔敦牧师在美国家喻户晓。

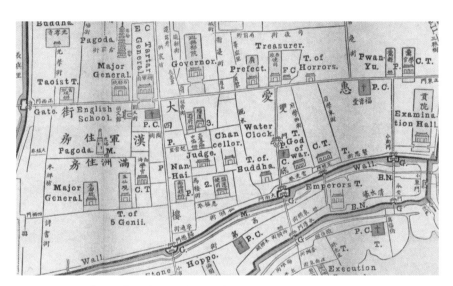

图 3　清末广东省城图（局部），其中陶街北面的教堂，应为长老会三支堂

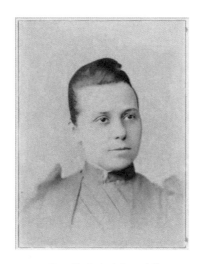

图 4　赖马西医生照片①

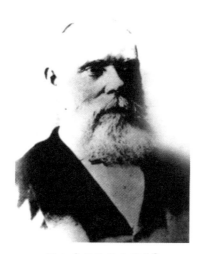

图 5　嘉约翰医生照片②

---

① 苏精：《西医来华十记》，中华书局，2020 年，第 255 页。

② 《博济医院百年（一八三五——一九三五）》，广东人民出版社，2009 年，插图第 5 页。

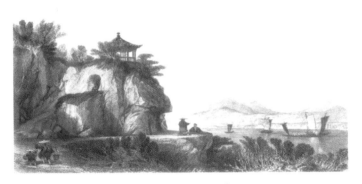

图 6 澳门贾梅士洞①

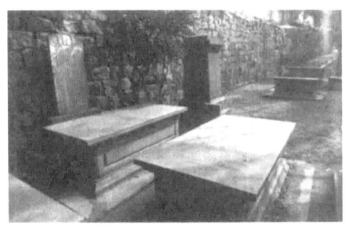

图 7 马礼逊一家在澳门基督新教坟场的墓地②

---

① 乔治·N.怀特著，托马斯·阿罗姆绘，赵省伟编译：《西洋镜：一个英国皇家建筑师画笔下的大清帝国》，台海出版社，2017 年，第229 页。

② 汤开建：《天朝异化之角——16—19 世纪西洋文明在澳门》，暨南大学出版社，2016 年，第 1364 页。

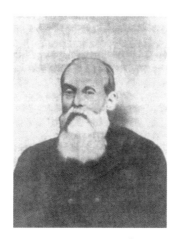

图 8 那夏礼照片①

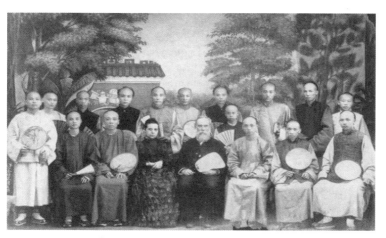

图 9 博济医院全体职员留影②（前排右三梁乾初）

---

① 《真光书院校祖那夏理》，暨南大学出版社，2012 年，第 138 页。

② 《博济医院百年（一八三五——一九三五)》插图页。

We learn from the *Daily Press* that Dr.
Mary Fulton, of Canton, had returned
from Poling, sixty miles from Swatow,
where she had been successfully treating
two ladies of General Fong's household.
The General's family entertained her in
foreign style and with great courtesy. She
also received two gold medals in testimony
of her skill. This is equally a handsome
acknowledgment of the value of Western
medical science and very cheering to all
other medical missionaries.

图 10 1890 年 1 月 13 日《字林西报》有关富马利为方耀母亲诊病的报道

译文：我们从新闻中了解到，富马利医生已经从距离汕头 60 公里的普宁返回广州。在普宁，她为方耀将军的两名女眷进行治疗，而方将军的家人也用西式的礼节盛情款待了她。方将军赠予富马利医生两块金牌，用以表彰富马利医生的超卓能力。这是对西方医学知识的一次肯定，所有医学传教士都为此欢欣鼓舞。

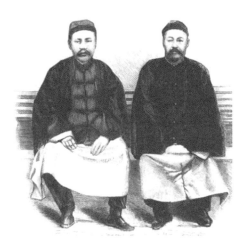

图 11 李经方（左）与罗丰禄（右）①

---

① 《西洋镜：海外史料看李鸿章（下）》，广东人民出版社，2019年，第 503 页。

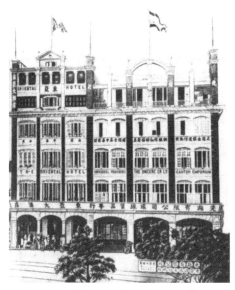

图 12　广州长堤先施公司旧照①

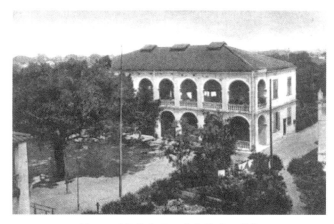

图 13　下芳村德国巴陵会教堂旧貌②

---

① 菊池敏夫编，陈祖恩译：《近代上海的百货公司与都市文化》，
上海人民出版社，2012 年，第 58 页。

② 广东革命历史博物馆编著：《广东辛亥革命史迹图志》，广东
人民出版社，2011 年，第 6 页。

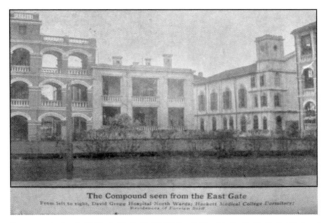

The Compound seen from the East Gate
From left to right, David Gregg Hospital North Wards; Hackett Medical College Dormitory;
Residences of Foreign Staff

图 14 从东往西拍摄的早期柔济医院照片。图中建筑从左到右,分别为
马利伯坚堂、麦伟林堂、哥利舒教堂、外国教员宿舍楼

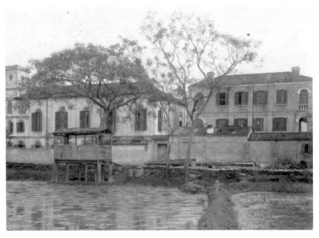

图 15 从北向南拍摄的早期柔济医院照片。左面的建筑为哥利舒教堂

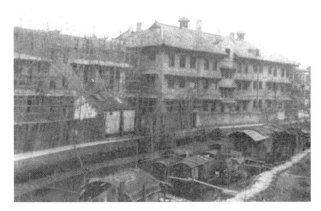

图 16 从北面拍摄柔济医院留下的照片①

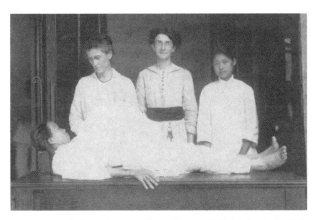

图 17 柔济妇孺医院人物照片。从左到右:富马利、夏马大、罗秀云

---

① 陈安薇:《柔济往事》,广州出版社,2015 年,第 8 页。

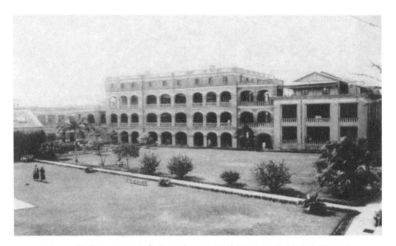

图 18 柔济妇孺医院建筑照片。右侧建筑为新落成的麦伟林堂

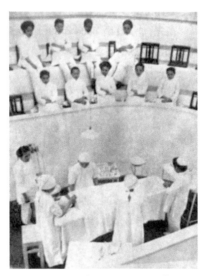

图 19 麦伟林堂内场景照①

---

① 《柔济往事》，广州出版社，2015 年，第 12 页。

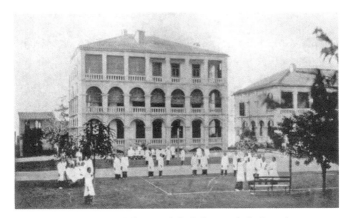

图 20　早期夏葛女医学堂外籍职工宿舍楼照片

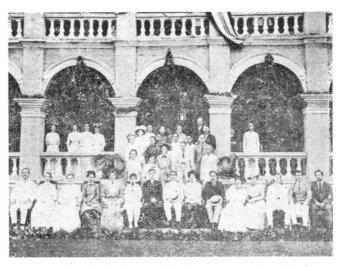

图 21　孙中山 1912 年视察柔济妇孺医院时留下的合影①

① 《发现·柔济》，广东人民出版社，2016 年，第 79 页。原照藏于广东省档案馆。

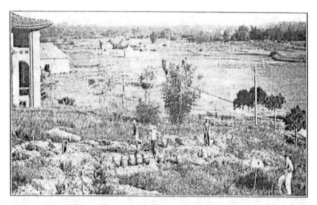

REMOVING GRAVES FROM COLLEGE CAMPUS, 1917.

图 22 1917 年拍摄的岭南学堂照片

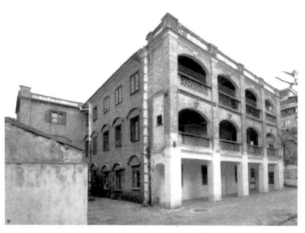

图 23 明心书院照片①

① 广州市国土资源和规划委员会、广州市岭南建筑研究中心编：《岭南近现代优秀建筑 1911—1949／广州》，华南理工大学出版社，2017年，第 72 页。

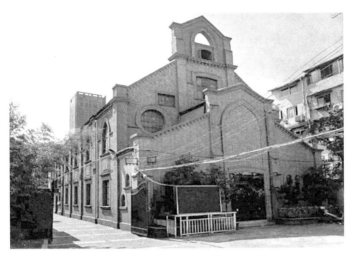

图 24　富吉堂照①

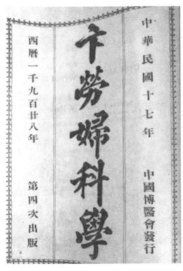

图 25　《卞劳妇科学》扉页

① 周进：《上海教堂建筑地图》，同济大学出版社，2014 年，第 146 页。

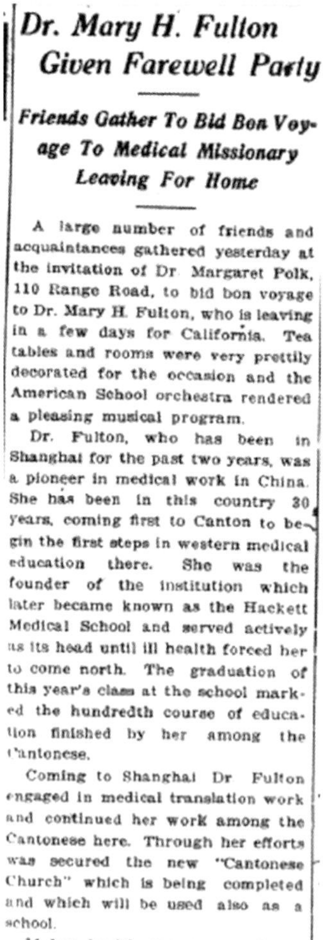

Dr. Mary H. Fulton Given Farewell Party

Friends Gather To Bid Bon Voyage To Medical Missionary Leaving For Home

A large number of friends and acquaintances gathered yesterday at the invitation of Dr. Margaret Polk, 110 Range Road, to bid bon voyage to Dr. Mary H. Fulton, who is leaving in a few days for California. Tea tables and rooms were very prettily decorated for the occasion and the American School orchestra rendered a pleasing musical program.

Dr. Fulton, who has been in Shanghai for the past two years, was a pioneer in medical work in China. She has been in this country 30 years, coming first to Canton to begin the first steps in western medical education there. She was the founder of the institution which later became known as the Hackett Medical School and served actively as its head until ill health forced her to come north. The graduation of this year's class at the school marked the hundredth course of education finished by her among the Cantonese.

Coming to Shanghai Dr Fulton engaged in medical translation work and continued her work among the Cantonese here. Through her efforts was secured the new "Cantonese Church" which is being completed and which will be used also as a school.

If her health improves at home she may return later to China

图 26 1917 年 5 月 25 日 《大陆报》关于富马利欢送典礼的报道

译文：很多与富马利医生相识甚至交好的人昨天齐聚在玛格丽特·波尔克医生（Dr. Margaret Polk）位于靶子路（Range Road）110 号的家里，欢送几天后即将启程返回加利福尼亚的富马利医生。为了准备这次欢送典礼，客厅和茶桌都被装饰得非常漂亮。现场还有一支管弦乐队为来宾演奏动听的音乐。

富马利医生来上海已经超过两年了，她一直是引领医学工作前进的领导者之一。30 多年前，她来到中国，首先抵达广州，并在广州发展医学教育事业。后来声名远扬的夏葛女医学堂正是由她一手创办，她长期主持这所医学堂的工作，直至身体健康恶化让她难以为继。该校今年也有学生在完成富马利医生所设置的一百门课程后顺利毕业的。

来到上海后，富马利医生专心从事医学书籍的翻译，并为旅沪广东教徒服务。通过她的努力，广东旅沪教堂即将竣工，将来也会被用作学校。

如果富马利医生的身体有所好转，她会返回中国。

附录四 富马利中国行迹系年摘要①

1884年 9月，乘坐"东京号"离开美国，途经横滨、香港，于10月抵达广州。时值中法战争，富马利在从香港到广州的旅途中，感受到紧张的气氛。至沙面，与兄嫂一家相聚。此后至年底，主要在广州定居。

1885年 7月前，主要在广州定居，跟随赖马西医生给广州城内的达官贵人治病。1月时曾跟随赖马西医生去参观位于佛山缸瓦栏的卫斯理会医院。4月前后曾前往澳门的圣珊泽宫度假。7月陪同兄长富尔敦、嫂子弗洛伦斯一同前往广西桂平，于9月7日抵达目的地。抵达当日就为20名病人提供治疗。随后在大冲口向当地人租了一间砖房作为落脚点。至11月另外租了一间泥屋作为药房，为当地人提供医疗服务。

1886年 5月前一直在桂平行医。当时中法战争结束不久，大量伤兵从前线被遣返，富马利为部分伤兵提供治疗。随着病人日益增多，富马利积极在当地筹备创建新医院。

---

① 由于目前掌握的关于富马利生平的资料还不够充分，有些时间段富马利的事迹暂时无从考究。

至 1886 年 5 月 7 日"桂平教案"发生，筹建的新医院连同随身携带的财物皆化为乌有，富马利与兄嫂逃回广州。

1887年　与富尔敦夫妇、嘉约翰夫妇及那夏礼一道再度前往桂平开展行医活动，无果而返。在前往桂平之前，富马利在位于广州四牌楼的教堂开设了药房，为广州的女性提供医疗服务。根据富马利的报告，药房在开设当年就接诊超过 2000 名病人。

1888年　富马利在四牌楼开设的药房接诊超过 4000 名病人。12 月，受方耀邀请，前往普宁为方耀的母亲治疗。

1889年　1 月，从普宁返回广州。2 月，陪同兄长富尔敦前往梧州。6 月，前往刚成为对外通商口岸的龙州进行考察。富马利在四牌楼开设的药房当年接诊超过 7000 名病人。在广州河南同德大街与广西梧州开设的药房也分别接诊了 2000 名病人。

1890年　赖马西医生返回美国休假，富马利接管了她在博济医院的工作。5 月，参加在上海召开的第二次在华新教传教士代表大会及随后召开的医生大会。

1891年　1 月，赖马西医生从美国返回广州。富马利于 6 月返回美国休假。

1892年　在美国休假。

1893年　8 月，再度返回广州，陪同一道的还有她的母亲富尔顿太太。

1894年 5月，广州暴发鼠疫，正身处广州的富马利成为这场灾难的见证者。她在当年写给友人的信件中大致描述了当时广州城内外的情况。

1895年 富尔敦在西关存善大街租了两个铺面，作为一支会堂的活动场所。富马利利用其中一个铺面的楼道下方空间开了一个小诊所。

1897年 为筹建明心书院，赖马西医生返回美国，富马利接管博济医院女病区的工作，直至1900年方辞去职务。

1899年 10月，在广州西关购买了一块土地，准备用作兴建教堂和医院。

1900年 5月，哥利舒教堂在新购买的土地上正式落成。同一年，立志要筹备天足会的立德夫人拜会两广总督李鸿章，富马利陪同前往。李鸿章送了立德夫人一把有自己题字的扇子，给富马利捐款以为建医院之用。夏天，因八国联军侵华引发全国动荡，富马利及其学生转移至澳门，至12月方重返哥利舒教堂。

1901年 在新建成未久的哥利舒教堂中，富马利开设诊所继续接诊。同时还创办了广东女医学堂，有9名学生在医学堂就读。与此同时，富马利继续筹集资金，为后续兴建妇孺医院、医学堂建筑做准备。同年，远在美国的拉法埃脱教堂与《韦恩堡哨兵》的主编夏葛先生也为富马利创办医院和医学堂捐款。

1902年　4月23日，在哥利舒教堂举行了柔济妇孺医院的开幕仪式，柔济妇孺医院正式对公众开放。12月17日，在哥利舒教堂举行夏葛女医学堂的开幕仪式，很多中国官员出席。

1903年　1月，举行夏葛女医学堂的第一次毕业典礼，两名学生毕业。4月，离开中国，返回美国度假。休假期间柔济妇孺医院与夏葛女医学堂事务由赖马西医生代为管理。

1904年　10月前，在美国休假。休假期间，曾至费城与端拿夫人见面，得到后者捐建一座产科大楼的承诺。10月13日重新返回广州。

1905年　由端拿夫人捐建的产科楼落成，被命名为马利伯坚堂。夏葛先生另外捐了一笔钱，用于修建演讲厅。富马利在经历了多次搬家后，在柔济妇孺医院的附近拥有了自己的住所。

1906年　1月，再次迎来夏葛女医学堂的毕业典礼，有3名学生毕业。

1907年　夏葛女医学堂迎来第5次毕业典礼，曾任清廷驻美国公使的伍廷芳出席毕业典礼并发表讲话；是年毕业的学生获得了带有两广总督官印及美国领事馆印章的毕业证书。夏葛女医学堂获得些华伦士先生赠予的大批医学器械，其中包括手术台和显微镜。

1908年　两广总督张人骏、曾任清廷驻美公使的梁诚参加了是年夏葛女医学堂的毕业典礼。7月，广州城遭遇洪水，夏葛女医学堂开设义卖市场为灾民筹款，正在放假的女生们回学堂参与义卖。

1911年　辛亥革命爆发，富马利见证了当时广州城内的局势。

1912年　5月，孙中山视察柔济妇孺医院，富马利与其合照。

1913年　富马利的母亲病逝，遗体葬在广州。

1915年　富马利离开柔济妇孺医院，前往上海。在上海期间，她专心翻译医学书籍之余，还发起募捐，为旅沪广东中华基督教会筹建了富吉堂。

1917年　返回美国。

附录五　夏葛女医学堂校友录①

毕业年份	校友姓名	1934 年的联系地址
1903 年	苏恩爱	佛山公正市光中医舍
	黄雪贞	广州芳村明心书院
1904 年	张星佩	已故
	梁子英	顺德大良笔街恒济医舍
	罗秀云	广州多宝路
1905 年	林怜恩	上海施高塔路卅四号
	梁焕真	广州十八甫保和堂
	吴雪卿	佛山文昌沙西医局

---

① 内容引自《夏葛校友声》1934 年第 13 期，第 72—83 页。收录时有所修改。

（续表）

毕业年份	校友姓名	1934 年的联系地址
1906 年	毛慧德	已故
	梅恩怜	广州丰宁路
	黄德馨	广州大德路四圣巷七号二楼
1907 年	陈瑞华	广州东山启明路十七号二楼
	朱恩慈	台山沙溪市普益药房
	姚秀贞	北京金石桥秀贞医舍
	罗道生	广州惠爱路爱惠堂
	王恩梅	广州南关增沙直街十七号
	黄玉英	已故
	杨秀珊	广州宝华正中约十九号
1908 年	赵小姒	广州大北直街二六六号
	林藉恩	云南禄丰县中华国内布道诊疗所
	罗道膺	大市路竹篙巷黄道龄医务所
	乐瑞清	湖北汉口后花楼辅德里十六号
	黄惠怜	未详

（续表）

毕业年份	校友姓名	1934 年的联系地址
1909 年	陈慧珍	广州会馆北平前门打磨厂草厂头修胡同
	何伟卿	广州河南康民医舍
	关凯熙	广州丰宁路
	梁恩典	四川重庆保生产科医舍
	邓月梅	广州十八甫保和堂黄心光转
	卢云裳	开平赤坎埠新长堤育生医舍
1910 年	李坚志	未详
	李清得	上海北四川路克明路李清爱医务所
	郑拮芳	中山悦来中约
1911 年	朱仪君	广州保生产科学校
	关相和	广州丰宁路
	古月英	广州河南中华路梁畔生医务所
	李玉容	香港油麻地上海街
	魏翠玉	福建兴化涵江地方医院
	司徒燕如	广州河南洪德三巷

（续表）

毕业年份	校友姓名	1934 年的联系地址
1911 年	谭惠怜	未详
	黄美英	江门洋关
	余谦和	四川重庆女青年会
	余合璧	福建延平城内协和医院
	余卉觉	已故
1912 年	何恩赍	中山石岐保育善会
	郭素眉	香港般含道二十六号三楼
	黎步觉	广州上芳村昌隆大街
	李怀宽	暹罗京城仙公路护育医
	谢淑美	北平东城无量大人胡同卅八号
	温秀梅	已故
	王汉伟	已故
	余洁和	广州东山龟岗
1913 年	孔浩生	中山石岐保育善会
	林兰雪	广州南关厂后街通津一号

（续表）

毕业年份	校友姓名	1934 年的联系地址
1913 年	刘文贞	广州仰忠街仁济医院转
	刘静闲	已故
	刘怡顺	北平东城无量大人胡同卅八号
	吴船梦	已故
	吴雪骞	南海九江三卡路万华堂
1914 年	周淑贞	广州拱日西路
	张素华	广州龙津东路
	林恒志	福州南台岭后妇幼医院
	罗奉基	广州东山新河浦十二号二楼
	吴景尧	上海靶子路五州药房楼上
	吴博光	上海靶子路五州药房楼上
	潘蕴山	香港油麻地广华医院
	蔡惠芬	广州仰忠街仁济医院
	黄静坚	开平赤坎民安医舍
1915 年	陈瑜卿	广州河南合福大街道济医舍

（续表）

毕业年份	校友姓名	1934 年的联系地址
1915 年	周淑芬	广州拱日西路
	钟绛根	广州岭南大学
	高健卿	广西梧州
	梅卉魁	广州长寿西一七七号
	祝履冰	安徽安庆同仁医院
	王倚云	广州南关增沙直街十七号
1916 年	区瑞生	未详
	欧阳恩爱	北平双辇胡同上池医院
	朱畹若	广州逢源沙地三巷八号
	高懿德	广州十六甫妇孺医院
	高天赐	广州十六甫妇孺医院
	方懿山	已故
	何秀容	福州南街中和药房
	林翰芬	广州双门底正南路
	伍智梅	广州仓边路图强医院

（续表）

毕业年份	校友姓名	1934 年的联系地址
1916	潘纯一	广州惠吉西路二坊三号三楼
	苏守珍	上海海格路中国红十字总会
	苏慈爱	北平西城宣外上斜街东莞新馆
	谭杰华	广州东山葡提园
	胡谨卿	广东碧江德云乡西景坊同济西医局
	黄平章	广东石龙东禄元仁济医
	黄卉卿	香港宝其利街黄才记
1917 年	周理信	香港养和园转
	林仪贞	厦门鼓浪屿内厝澳
	黄双玉	广州大同路娩闻堂
	黄式坤	广州市大南路
	黄婉卿	中山侨立公医院
	杨心爱	已故
1918 年	陈阮	广州保生产科学校
	周玉莲	香港九龙上海街六五九号

（续表）

毕业年份	校友姓名	1934 年的联系地址
1918 年	梁就珍	广州河南洪福西路
	吴惠仙	未详
	王德卿	广州耀华南
1919 年	庄曾湛	北平无量大人胡同卅八号转
	梁德英	未详
	彭筱珍	广州昌兴街卅一号二楼
1921 年	周美庄	广州河南堑口中西医院
	张宝吉	厦门月眉池人德里陈佩云医生转交
	吴洁文	已故
	吴冠琰	澳门大步缆
	白金井	厦门鼓浪屿白
	邓先玉	广州太平沙荣业二巷一号三楼
	曾秉钧	汉口同丰里六号
	阮琼珠	福建宁德西门妇幼医院
	欧阳淑清	湖北汉口西满路协和医院

（续表）

毕业年份	校友姓名	1934 年的联系地址
1921 年	胡燕衿	常州仓边路图强医院
1922 年	张瑞颜	广州耀华南
	闻景芬	广州十六甫妇孺医院
	李畹君	广州永汉北贫民医院
	容玉枝	上海大西路黄雯医院
	洪美英	上海大西路黄雯医院转
	黄文翰	未详
	彭瑞平	柔济医院
	赖彩梅	已故
1923 年	翟璇玑	上海大西路黄雯医院
	陈善理	天津法界油国花园四十九号
	陈彩秀	厦门港太平桥存仁医院
	徐顺容	厦门中山路先达洋行陈国璜转
	冯爱勤	广州岭南大学陈廷恺转
	王瑞芸	广州岭南大学温耀斌转

（续表）

毕业年份	校友姓名	1934 年的联系地址
1923 年	何君玉	已故
	熊德华	上海北四川路永安里二号
	李凯云	已故
	李添华	Dr. Tim Wau Lei 1014 Saul or Mesa Mania PI ①
	刘维德	广州石井兵工厂
1924 年	周书满	广州东山瓦窑后街十号之一二楼
	何静华	广州龙津东路一百八十八号
	梁毅文	柔济医院
	严善卿	广州观音桥厚德大街
	黎卓明	广西梧州南环路六十八号
	刘藻芳	上海北四川路丰乐里七十九号
	梁昭仪	香港皇后大道中东亚药房邝先生转
	吴佩琼	南京平苍巷十六号
	黄卓琰	广州珠玑路
	黄马利	福建漳州丝线街勖汝医院

① 此地名所在仍待考。

（续表）

毕业年份	校友姓名	1934 年的联系地址
1924 年	杨彩鸾	厦门鼓浪屿杨家园
1926 年	张竹君	青岛中山路一百五十四号
	张伯瑶	柔济医院
	刘慧因	武昌草湖门积玉桥日新医院
	李懿贞	北平协和医院钟惠澜医生转
	陈文昭	已故
	卢淑卿	烟台小太平街十三号
	胡兆德	多宝路
	黄纯清	厦门鼓浪屿医院
1927 年	陈自强	佛山文昌沙西医院
	方淑卿	广州西村元岗路二号之一二楼
	何颂荣	广州万福路二四九号
	李辟华	未详
	余海波	广东连县双喜山
	黄林凤	未详

（续表）

毕业年份	校友姓名	1934 年的联系地址
1927 年	黄东英	广州丰宁路
1928 年	张群重	南亦纲巾街十四号
	何玉梅	已故
	许少芳	昆明市马市口同仁医院
	叶汉新	柔济医院
	石美香	柔济医院
	林碧凤	厦门旧路头体仁堂
	王怀清	柔济医院
	梁德芳	广州河南同寅医院
	苏慈懿	厦门鼓浪屿 F63 号
	冼维多	已故
	黄慕基	广州多宝桥一号
	杨丽洁	未详
	杨怡如	昆明市马市口同仁医院
	翁瑞金	福建福清龙田和新田妇幼医院

（续表）

毕业年份	校友姓名	1934 年的联系地址
1928 年	高辉德	澳门镜湖医院
1929 年	梁景一	广州博济医院薛友兰姑娘转
	梁毓仪	柔济医院
	许保静	柔济医院
	林美英	广州东山东华东路一七号
	夏巧云	荔枝湾豫和园
	周木英	荔枝湾豫和园
	唐小竹	广州下九甫天喜堂
	高欣荣	青岛中山路一七一号康乐女医院
	郭桂贞	广州长堤博济中山纪念医院
	陆湛渠	广东虎门太平医院
1930 年	刘汉媛	广州仰忠街仁济医院
	王永霞	未详
	冯俊英	广州十八甫福德路群安医舍
	郑秀兰	北平协和医院

（续表）

毕业年份	校友姓名	1934 年的联系地址
1930 年	黄若珍	福州马高爱医院
	谭英嫦	星洲
	黄振光	广西梧州东环路德安药房
	李英节	广州汝南洲保生产科学校
	黄丽平	广州石室前宏兴药房
	李求精	琼州临高民安医舍
1931 年	谢雪贞	琼州海口福音医院
	陈明顺	广州执信学校
	江子超	重庆石板街佑生医院
	庄谦信	厦门宏宁医院
1932 年	梁梦儿	广州二沙岛颐养园
	赵淑洁	柔济医院
	黄才英	柔济医院
	林菊仙	柔济医院
	李国才	广州光复路光复药房

（续表）

毕业年份	校友姓名	1934 年的联系地址
1932 年	张明慧	四川重庆石板街宽仁医院
	朱淑瑸	琼州海口福音医院
	陈爱伦	广州耀华南 24 号
	吴榕英	汕头角石益世医院
	李佩端	上海妇孺医院
	杨秀贞	南京中山路新街口聚仁坊一号
	陈君雅	中山石岐侨立公医院
1933 年	邓月兰	琼州海口福音医院
	区韶英	柔济医院
	李再兰	汕头广州街妇孺医院
	陶志	南京城北慕慈医院
	钟月英	昆明马市口同仁医院
	谈清灵	广州丰宁路关相和医务所
	苏淑媛	广州岭南大学
	邓英华	广州光复路光复药房

（续表）

毕业年份	校友姓名	1934 年的联系地址
1934 年	陈藻卿	澳门议事亭七号 A
	李香英	江门北街仁济医院
	曾秀英	福州苍前山协和医院
	杨佩卿	柔济医院
	高越钦	柔济医院
	吴秀琴	汕头揭阳真理医院
	黄慈华	江村普惠医院
	官怀德	汕头角石益世医院
	梁志贞	汕头角石益世医院
	邓琪辉	已故
	黄因眷	琼州那大福音医院
	陈振媛	南宁广西军医院
	李孝衿	上海山东路仁济医院
	何悦清	福建莆田城内圣路加医院
	陈瑞珍	厦门漳州道口街翰苑药局

附录六 柔济妇孺医院、夏葛女医学堂散见文献汇编

1902年

省中西关多宝大街女医学堂即设在女医馆内，训女徒学医，及讲求伺候病人之事。十八日启馆，省督亦委员前往。南、番两县皆命驾前去。此女医馆乃是美国女医芬顿①所立，是日开堂，衣冠济济，皆羡此学堂之裨益于人为不鲜。

——《女医学堂》，《华字日报》1902年12月20日第3版。

1905年

羊城长老会所设之柔济女医学堂，定例四年卒业，本年又有卒业生三人。计自开设以来，卒业得医照者，前后九人矣。

正月廿一号，为年假之期，先期由该会牧师富利敦及院长富马利女医生遍请官绅士女到会。是日美领事及广东藩台以下各官多在座，中西男女到者约数百人。祈祷唱诗后，美领事首先演说，大旨言医学之有补于中国。继之者为岭南学堂林安德医生，以四事切戒各位卒业医学生：第一事，须知

---

① 富马利的另一音译名。

医理无穷,一生皆行医之时,即一生皆学医之时;第二,凡病有识不透切者,切勿欺人;第三,切勿一心为利;第四,有人求医,切勿惜身。以上两人演说,均由富牧师转译。又其此则富牧师道谢来客一番,另由好姑娘(Miss Good)及卒业生吴雪卿,先后唱诗间之。富马利女医生招卒业女学生三名登坛,亲给医照:一吴雪卿,一林怜恩,一梁玩珍。又余美德女医生登坛亲给赏物,及各友赠物与诸生。礼毕,中西各官及该学堂主席富牧师同拍一照以纪念。

又该学堂附设之女医院,可容病者三十人,必不得已,则可住至六十人。有医生三名,常时出外诊症。现添建调理产妇及婴儿院各一所,中国人已捐得一千五百元,闻尚需欵六千元云。

——《粤省:羊城柔济女医学堂记事》,《真光月报》1905 年第 4 卷第 2 期,第 17—18 页。

1907年

二十日一点钟,城西多宝街壶德女学堂集议,力争捕权事。到者约数百人,座为之满,有坤智、颂贤、育坤、夏葛、真光、通志等女学堂学生赴会。先由刘守初女士宣布宗旨,李撷薇、伍文瑛、邝钰清、廖美德、罗有节、俞岱宗、简卓亭、林藉恩各女士相继演说,痛陈西江捕权授予外人之害,众皆动容。至三点钟会,集议挽救问题,公推刘守初、李撷薇二女士主席,张振权女士宣布,张华佩、潘寿世二女士书记。是日议案照录如下:

一、西江缉捕与各省内河均是我国主权,外部以兵柄授人,于两粤前途大有关系,主权一失,亡可立待。亡国之惨,女界比男界尤甚,我女界亦国民一分子,当联结团体合力坚拒云云。次俞岱宗女士起言女界宜联结团体。李撷薇起言请女界同胞始终坚持。伍文瑛起言今日对于西江问题，虽至牺牲身命，亦所不惜。

二，筹捐电费，电北京政府力争。刘守初起言电费由壶德、德育两校担任。李撷薇起言，今日系全国全省全群事，似宜由各同胞量力捐助，不拘多少。梁佩真起言，今日吾请在会诸女士或校园教员等劝导学生捐助，众赞成。

三，下期可否再集众会议，众议看力争效果如何，再行集议。

宣布军机处、外务部电文，已见本报，兹略。

——《粤女界会议西江问题》，《神州日报》1907年12月5日第5版。

1908年

二十四日，粤有女界振灾慈善会假座柔济女医学堂，开女界大会议。到会者，官立女子师范、阐德、荥阳、颂贤、南强、保姆、通志、真光、坤维、保产、夏葛等各女学堂员生，及闺秀二百余人。先由慈善会员谢恩禄宣布开会理由，大意以此事属创举，应格外慎重，故有此集议。有以组织仓猝，诸多未备，全仗各女界踊跃襄助等语。一点钟开会，公推夏葛医学堂女总教习罗秀云主席。兹将议案及决词录下：

（一）议卖物处每物一栏，应设女干事若干员，另辅以男招待部一员。招待任介绍各人买物，售物任管银登数。马励芸提议，照香港办法，每栏用女干事三员。众赞成。

（二）议女干事卖物，应否分场担任。众赞成。

（三）议女子卖物，以若干岁为合适。赵小姒提议，限十二岁以上。众赞成。

（四）议卖物女干事员不得携带仆从小孩，拦入卖物场内。如有仆从，亦须购入场券。如伺候主任，只在女界仆役所伺候。众赞成。

（五）议女界担任卖物，请到逢源中约慈善会办事所报明父兄或夫婿姓名及住址，以清流品。众赞成。

（六）议公举女界办事员：（甲）女勤务员，（乙）女招待员，（丙）女干事员，（丁）演说员，（戊）音乐员，（己）游艺员。马励芸提议，今日之会，未免仓猝，恐未周知，似应再定第二期聚会，方可提议。众赞成。

主席请定下会议期，潘英培提议定二十七日礼拜六，张素华提议时间定一点钟。王兰刘提议会所仍再夏葛女医学堂，众皆认可。旋由众举定下期会议之招待员，罗凤仙、陈有好、张素华、余慰仙、张任肩、冯卓卿、杜若汉、陈绮卿八位。梁恩典又提议，是日招待员准十一点钟先到会所招待，并决定将此次议案刊布传单，分送而散。

——《粤女界筹振水灾》，《神州日报》1908 年 7 月 28 日第 3 版。

广东函云：十二日午后五时十分钟，忽然狂风骤起，雷雨交作，慈善会场异常惊扰，各闺秀纷纷逃避，诸会员分途招待，止令勿动。有夏葛女医学生大叫曰："我辈万不可走，宁死于此！"各闺秀闻之，即有大半不动。是时巡警之消防队及赤十字会携带器物奔入会场预备意外。风息之后，查照场内什物，多有被雨湿捐坏者。会场前门高塔五座，为风倒去其一。卖物场略有偏斜，即由建筑部分饬棚匠，支持妥当。至晚上十时，各会员又再齐集，整理各货物。其被雨沾湿者，设法保护之。尽收各书，陈列于柔济医院内，竟夜不息。足见各会员之勤能云。

——《广东慈善会之大风雨》，《神州日报》1908 年 8 月

18 日第 5 版。

1910年

敬复者：顷接尊函，经将许女士如详细查验，纯然处女，身体白璧无瑕。敝医院同人均极钦敬。贵善董维持风化，表扬女德，尤所感佩。将来得与原配完聚，敝医院当有微物致赠也。

此复，敬请公安。柔济医院拜手。

——《柔济医院因查验许有事复善团函》，《华字日报》1910 年 4 月 6 日第 4 版。

1911年

关履常禀称：伊女关心汉在西关柔济医院充当教习，因该医院有林姓学生用药毒害刘姓学生，诬捏心汉主使，有碍名誉，请传案质讯，以分泾渭。南海县王令据此，昨已签差立传案有内名人等到堂，以凭质询矣。

——《传讯柔济医院女学生》，《华字日报》1911 年 3 月 4 日第 4 版。

英籍人关履常因伊女关心汉在柔济女医院当教习，被女学生林少卿诬控用药谋害。关以名誉所关，禀由英领事函致南海县传案质讯。现由县署清理交涉委员任冷、万三令会同王令牌示：定廿九午堂审讯。所有原告关心汉、被告林少卿、刘宜顺等应依期听候提讯云。

——《示期传审女医生毒药案》，《华字日报》1911 年 7 月 25 日第 4 版。

1919年

中华民国七年，岁载著雝敦牂。广州夏葛女医学校举行二十周纪念，将有纪念实录之刊，所以述既往之艰贞，叙当时之胜况，勉后起之进步，励将来之宏望也。

吾友林君天淑，适主其事，青既杀，持以见示，謆誃作序。丹捧读未竟，感从中来，而泪已盈眶已。忆丹生才廿日，慈母见背，闻其病症，产褥热也。曾请医生调治，服一药而病加剧，再服则呻吟床第，三服已吃吃不成声。举家彷徨，莫知所措，一日而医数换，品物杂投，以胃为交战地，阅时两旬，竟与世长辞矣。呜呼！设当时有女医士、女医院为之诊护，断不遭于庸医之手，而丹亦不致沦为丁零孤苦之小子矣。徐灵胎曰："庸医杀人，庸医无罪。"陈修园亦祖述斯旨，反覆痛切言之，以罪在信者，无非惕励吾人择医不可不审慎也。嗟夫！悬壶市上，触目皆是，其为名医乎？庸医乎？实难判别矣。考其出处，本属腐儒，谬托三条脉诀，死记几篇汤头，三指方下，矜说浮沉，两目甫交，竟断虚实，舍脉从症，舍症从脉，阴竭似阳亢，火衰似水竭，模棱之言，冲口而出。语体学则曰脾右而肝左，语病因则曰非七伤则六淫。论医论治，固执于五行生克，配以五色补泻。其用药也，牛溲马渤、败鼓之皮、人中黄、人中白、紫河车、死人枕，腐秽之物，视为珍品。若夫细胞组织、血液检验、微菌传染、积血发炎等实效则懵然。惟守门户之见，于新医理、西药品，则肆口谩骂，极力掊击，不言西医霸道，则言西药剧烈。

其实医药无分中外，但求实理耳。在昔南阳著述，真人纂录，则罔论东海奇方、西邻秘授，同收并蓄，未闻以域外摈之。南海之珠、安息之香，交趾苡薏、西域李木，亦未尝以异产贬之也。彼辈目光如豆，智识浅陋，强分疆界，与欧洲中世纪星辰医学时代无殊。然欲赖彼辈挽沉疴，救生命，不亦其难？加以妇儿两科，医界称为哑症，生产一事，又为人生第一生死关头，乃付诸颓唐腐儒龙钟老妪之手，至危至险，孰逾于斯？思之诚堪太息流涕者矣。

由是欧美基督宗徒，远涉重洋，兢兢勤勤，竭力传道施医于中华者，职是故耳。则有富马利亚女士者，道宗基督，术迈路加，痈疽在抱，疹疾关怀，抱道东来，立仁宇于荔枝湾之北，颜曰柔济，施医赠药，补偏救弊。复蒙善士夏葛君慨助巨资，增拓院舍，夏葛女医学校于焉成立。举凡近世发明之医药，新式治疗之器械，靡不搜求，以资实习，熏陶成器。二十年中出而造福社会者，百有余人。留医诊治，因而全活者年凡数千众。成绩斐然，社会信仰，为中华南方杰出之女医校也。况复授课之余，尤复传播基督之道，冀国人心灵肉体之痛苦永皆消灭，岂可与头痛治头，脚痛之脚之刀圭者所可论长短哉！今者历年廿稔，举行庆典，擘画周详，规模宏远，皆惓惓于培育女医，为妇孺谋安康。以柔慈之心，行济众之术，曷胜钦佩。兹编之刊，其沾慨于吾人者实益至大，不可以寻常年报视之也。

丹飘蓬人海，鸥寄天涯，翳我生之不辰，谬搦管而作序，万感交集，不觉言之过长，工拙与否，所不计也。

肄江陆丹林序于珠海之北博济报社。

——陆丹林：《夏葛女医校廿周纪念录序》，《博济》1919 年第 11 期，第 28—31 页。

1929年

维中华民国十八年十二月十二日，恭逢夏葛医科大学卅周纪念盛典，爰缀芜词以祝之曰：

主道彪炳，普照中华。被及夏葛，属神之家。迄今卅载，昭苏庶物。春满万家，登民寿域。叼属友校，株守康乐。廿五周年，甫告段落。又逢盛典，窃喜共鸣。雍雍吉旦，如日方升。

私立岭南大学谨祝

——《致夏葛医科大学三十周纪念祝词》，《私立岭南大学校报》1929年第40期，第2—3页。

1930年

径启者：

查广东夏葛女医学校开办以来，曾否在前清或现在地方官署立案，又入学程度如何，本部无从查考，相应函请查照转饬详查，见复为荷。

此致广东省政府。

中华民国十九年七月十二日

（卫生部印）

——《卫生部公函（第五七〇号）》，《卫生公报》1930年第2卷第8期，第136—137页。

径启者：

查广州夏葛医学校是否隶属于岭南大学医学部，并该岭南大学曾否经教育部或教育厅备案，相应函请查照转饬详查，见复为荷。

此致广东省政府。

中华民国十九年八月二十一日

（卫生部印）

——《卫生部公函（第六六四号）》，《卫生公报》1930年第2卷第9期，第87页。

1932年

广东省政府教育厅呈　第一六一二号　二十一年八月十一日

现据私立广州夏葛医学院校董会呈称："窃本会前缴夏葛医学院立案章表请予立案一案，昨奉钧厅指令第一二九六号，指令内开：'呈附均悉。查医学院之预科制，已奉明令废止，其有设立在先者，应即改编，以符功令。据称：前所收受之预科及本科各级学生，仍准请照原有名称，续修至次第毕业为止。格于最近部令，碍难照准，合将表册发还，仍应遵令将预科废止，并将各科课程重行编配，修正呈报，再呈核转。仰即遵照！附付发还，此令。'等因，奉此，现经遵令将预科废止，并将各科课程重行编配，各表册亦分别修正。惟关于修业年限，尚须特别延长，应请准予变通办理者，谨为陈述如次：查本学院近年编制，预科修业两年，本科修业四年，实习一年，共为七年。现在废止预科，应将预科应修各科，并入本科教材；若照部颁医学年限，修业五年实习一年，合计不过六年，比旧制年限缩少一年，恐于原定各科教材，未能休习完竣，医学程度，不无影响。故仍拟沿用七年制，延长修业期间，以第一年至第六年为修业年限——内分前四年为基本学系，后二年为临床学系，第七年为实习年限。如此，则期满课竣，并可提高医学程度。所有修正章表，及延长修业年限各缘由，理合备文一并再呈钧厅，请予察核，转呈教育部核准立案，实为公便"等情，附缴修正学院章程两本，图书清册两本，立案呈报表两本，校具及教具清册两本，据此，除令复及抽存附件一份外，理合备文连同附缴各件呈请钧部察核，并候指令祗遵。谨呈教育部。

附呈原缴修正学院章程乙本，图书清册乙本，报表乙本，校具及教具清册乙本。

　　——《转呈缴修正广州夏葛医学院立案章表》，《广东省政府公报》1932 年第 196 期，第 127 页。

1936年

（1）　宗旨：培植医学人才。

（2）　地址：广州逢源中约尾。

（3）　沿革：本校创立前清光绪二十五年，由美国长老会委派富马利医生（Dr. Mary Fulton）负责筹办，原名广东女子医学校。二十八年得美国慈善家夏葛氏鼎力捐助，爰以夏葛名校，借留纪念。民国十九年，本校教育权由美国长老会移交国人办理，于是遵照大学组织法，改定今名。二十一年十二月，奉教育部令批准立案。

（4）　组织：校董会为本校行政最高机关，下设院长一人，综理院务。院长下设院主任、副主任各一人助理院务。教务长一人及各科主任若干人，分享院内各部事宜。

（5）　学制：向分预科、本科两级，民国二十一年奉部令废止预科，改定本科为六年制，五年修业，一年实习。此外本校并附设柔济女医院、柔济药剂学校及端拿护士学校。

（6）　重要职员：院长王怀乐，院主任梁毅文，副院主任张伯瑶。教职员共二十七人。

（7）　学生人数：二十三年春季，本科学生共四十九名。

（8）　毕业人数：本科二十九届毕业生共计二百二十二名。

（9）　经费：全年 162050 元，出于学费、宿费、租息及医院收入等。

（10）　出版物：《校友声》（年刊）。

教育部调查训示："该院各特别教室、研究室以及附属医院，各部分设备，除产妇科及药剂室外，大致均感缺乏，应即力求充实，以资实习研究之需。学生中英文及一般科目程度均嫌低浅，嗣后招收新生及平时训练应严加注意，以提高基本科目之程度；并有外籍教员以粤语讲授，未能尽情发挥学理，须注意改善。该院所设科目，偏重产妇科，附属医院限制收受男病人，致未能予学生以充分实习之机会，嗣后应设法改正以利学生实习。该院职员甚多，应尽力减少，俾以节余之费，提供设备或其他有益之用。"——教育部训令第六九一号，二十四年五月三十一日。

——《夏葛医学院》，《中西医药》1936 年第 2 卷第 1 期，第 56—57 页。

1938年

吾粤之有女子医学，自本学院始，其创立已三十有七年矣。此三十七年间，学生毕业凡三十届，数达二百五十余人，敝居国内者，足迹遍十三省，侨居港澳或星洲、爪哇及英、美、法、奥各国者，大不乏人。或悬壶济世，自营医业，或服务公私立各医院，或继续升学，再求精进，所至均得社会称许。睹英才之蔚起，和校史之悠长，往迹服垂，历历如昨，谨分期略述如次：

一、创立时期

先是广州博济医院医生嘉约翰氏，辞博济医席，创设癫狂病院于芳村，生徒之追随受业者踵相接，然所授者只限于男生，而女生不与焉。时北美长老会有富马利医生者，睹此尝引以为憾，乃毅然崛起，创办广东女子医学校，而以医院附之，此即本学院创立之缘起也。

当其创立伊始，经费校舍，诸凡不备，而富氏报告有云：

"现在经费建筑，均未有着，而学校之举办，已具决心。"其信仰及勇毅如此，此本学院所由卒底于成也。

二、进展时期

民国前十年，即西历一九〇二年，增设护士学校，造就看护人才，以为医务之助。维时本学院旧址，尚附设于西关长老会第一支会。迨民国前七年，即西历一九〇五年，美国慈善家夏葛氏慨助巨款，建筑校舍，爰以夏葛名校，以纪念之。已而附属医院，得美人柔济氏之捐助，因以柔济名院。护士学校，又得端拿夫人之倾助，因以端拿名校。此本学院暨附属各校院定名之由来也。

民国七年，增设柔济药剂学校，培养药剂专才，医务进行，益资顺利。自是而校地面积继续扩充，校舍亦陆续增建，莘莘学子百十成群，绿瓦木垣耸峙于荔枝湾畔，其规模益臻弘敞矣！

三、立案时期

民国十九年，美教会以我国人热心教育，见义勇为，深认院校事业，已堪付托，毅然将本学院教育权移交国人自办，旋即组织校董会，负责接收，遵照国府颁布大学组织法，易名为私立夏葛医学院，并于廿一年冬呈奉教育部核准立案。由是本学院暨所属院校，遂一变而为国人自营之事业。

四、改组时期

立案以来，学务医务，力图改善。由廿一年度起，医学兼收男生，以宏造就；医院亦收男病人，以期普遍；并购置新地，筹建新院，以谋医业之扩充。旋为扩大学院组织，增加办学效能起见，乃与私立岭南大学妥商，将本学院与该大学所属博济医院，合并办理；并以博济原为孙总理当年习医及革命运动发祥地，为永留景仰起见，因议定合并后定名为孙逸仙博士医学院，为岭南大学各学院之一。一切详细计划，呈奉教育部核准备案在案，并经于廿五年七月一日，将本学院行政及设备，移交孙逸仙医学院接收办理，原日各级学生，移转该学院继续进修，此本学院改组经过之缘由也。

五、现在计画

学院收组后，医院事业仍以柔济名义继续自办；余如药剂校业经结束，护士校则附属医院，另行呈报立案，以图发展。至新医院之建筑，业经落成，楼耸三层，与原日路得堂东西并峙，中通走廊，互相联贯。其内容设备，可置病床一百五十张，并添置各种新式医具，以应社会之需求，并供学生之实习。现在计划，拟筹建肺痨疗养院及新赠医所，已得美长老会同意，允将前惠爱医院之款，移交柔济为建设肺痨疗养院之用。

关于筹建新赠医所，亦得美长老会允许帮助，一俟中日战事结束，即行兴工建筑。

新赠医所仍在柔济医院内地建筑，而肺痨疗养院则在郊外觅地令建，此两事成功后，即为完成柔济医院目前建筑之计划也。

基此而观，学院改组后，医院事业之进展，方兴未久，今而后孙逸仙医学院，一部分为夏葛之化身，而柔济医院，孙逸仙医学院，永为夏葛精神之所寄，兹篇仅述其崖略耳。

——《夏葛医学院史略》，《孙逸仙博士医学院月刊》1938 年第 1 卷第 1 期，第 42—44 页。

译后记

这本书的酝酿要从 2015 年 10 月说起，当时荔湾区委安排我到昌华街如意坊、逢庆社区挂职社区第一书记，郑先念副主任等街道办事处领导希望我在工作之余深入挖掘昌华苑小洋楼的故事，编一本书。于是我经常在昌华苑走街串巷，跟街坊座谈、闲聊。昌华苑对面的广州医科大学附属第三医院里有一栋落成于民国二十六年（1937）的"林护堂"，尽管不在昌华苑的范围，但也是昌华街辖内保存较好的小洋楼建筑。我找到陈安薇老师了解它的故事。陈老师是南粤先贤陈启沅的后人，曾经担任广医三院副院长、主任医师，她的父母在上世纪 40 年代就来到这家医院当医生，儿子也选择了医生这个神圣的职业。2020 年 6 月《广州西关小洋楼故事》顺利出版，我很荣幸受邀参与广医三院院史资料的收集、整理工作。广医三院的前身是创办于 1899 年的柔济医院，创办人是来自美国的医学博士富马利女士。

关于生孩子，深深地印在我脑海里的镜头是 1975 年的那个晚上。那时我只有三岁半，父亲在湖南省新晃县扶罗乡的一所中学教书。半夜我被一阵嘈杂声惊醒，走到父母房门口，只看到不是很明亮的房间有几个穿着白大褂的人进进出出。第二天我见到了可爱的大妹。若干年后我才知道，那一夜母亲差点就没了性命，她因为难产而大出血，还好被医生及时抢救过来。关于那一夜，我只记得昏暗的灯光和几个朦胧的人影，那盏灯在我心里至今都很温暖。

2018年的春节，我回湖南老家陪陪父母，聊起在挖掘柔济医院的史料。母亲听到我说这座医院有100多年历史，且培养过多位著名女医，突然提起要我特别感谢一个人——新晃县人民医院的周楚煌老院长。看着我不解的表情，母亲说我从小就淘气，出生挑的时间是半夜12点，生的时候又先出来一条腿，急得医生、护士团团转，好久也生不出来。这时一名护士想起周医生刚好在值班，连忙跑到办公室把他请了过来。周医生是创办于民国三年（1914）、曾享有"南湘雅、北协和"之盛誉的湘雅医学院的高材生。母亲后来听护士描述，周医生先是把我的腿塞了回去，然后不知道用了什么"法术"，让我的头先露了出来，由于缺氧我生出来后上半身都是紫色。我想如果不是遇到周医生，估计就没有我的呱呱坠地。母亲还告诉我，周医生的女儿跟我是同学。我这才想起原来我们班的周文艺是恩公之女，她现在女承父业，在深圳市盐田区人民医院工作。最为遗憾的是，我没有机会当面向周医生表达谢意，他在很多年前由于过度劳累在医院倒下，不幸离世。我在电话里表达了感谢、敬意和遗憾，周同学反过来安慰我不需要太挂怀，因为这种事情对于医生来说再正常不过，医生的使命就是救死扶伤。

生孩子对于任何一个家庭来说都是头等大事，我和大妹都是幸运儿，现在西医接生技术已经十分普及和成熟，生孩子也不再是"鬼门关"。但如果时间回到120年以前，估计我们，还有无数的"我们"就没有那么好运，这样的场景在《富马利中国见闻录》里屡见不鲜。

拿到《富马利中国见闻录》的英文原版书，我们就迫不及待地想知道这位向广大中国女性普及近代妇产科知识的美国女性在 135 年前都经历了什么，是什么让她有如此巨大的勇气来到这个陌生的国度，有如此满腔的热忱去拯救那些与她非亲非故的人，有如此坚毅的信念在遇到危难时把照顾妇孺的事业坚持下去，没有结婚，没有孩子，没有积累下任何私人财产。就像一位学生 1891 年在富马利第一次回国探亲时赠给她的扇面上写下的话语：

> 你已经在中国 7 年了，
> 又有谁能够拥有像你那样温柔的心？
> 又有谁能够拥有像你那样高超的医术？
> 广州非常需要你的帮助，
> 天上的天使正在赞美你。
> 你把你对亲人的爱奉献给了所有人。
> 我非常幸运能见到你温柔的脸庞，
> 现在你将要通过水陆两路安全地返回你的家乡，
> 希望一路平安。

对于自己所做的一切，富马利只说了淡淡的一句："我们的'猪村'终于开花结果了。"

我想，我就是这棵参天大树上开放的一朵小花。

感谢马飞虹、朱智威先生，他们目前在南海筹建以珠江文化为主题的博物馆。富马利的故事也是许许多多发生在珠江岸边的精彩故事之一。感谢已经定居澳门的马允雄先生大力支持，感谢岑之邦老师的大力推荐，感谢林树荣老师的引见，中山大学陈永正教授欣然题签并斧正《柔济之光》一文，感谢刘荃老师，她用深厚的学养帮我们订正翻译中的诸多错漏，感谢广医三院领导、专家和工作人员的大力支持，感谢广东人民出版社领导和编辑对这本译著出版的重视，感谢许许多多支持我们走下去的朋友！

黄勇

2023 年 5 月 13 日